本书受到南京海辰药业股份有限公司资金资助

南京大学卫生政策与管理研究中心／主办

顾　海／主编

中国卫生管理研究

2016 年第 1 期　　总第 1 期

RESEARCH ON
CHINESE
HEALTH MANAGEMENT　Vol.1, Issue 1

社会科学文献出版社
SOCIAL SCIENCES ACADEMIC PRESS (CHINA)

编委会成员

（按照姓氏笔画排序）

主编简介

　　顾海，教授，博士生导师，南京市人，理学硕士，2000 年获管理学博士学位，2002 年南京大学首届管理学优秀博士后出站，2002 年被评为南京大学教授。曾任（2002～2006）中国药科大学国际医药商学院副院长，现任政府管理学院劳动人事与社会保障系主任，南京大学公共卫生管理与医疗保障政策研究中心主任，南京大学医院管理研究所副所长，南京大学社会医学与卫生事业管理学科带头人、卫生事业管理博士点负责人，中国医疗保险学会常务理事，中国社会保险学会常务理事，中国药物经济学专业委员会委员，中国社会保障学会医疗保障专业委员会副主任委员，江苏省医疗保险研究会副会长，江苏省价格协会医药分会副会长，国家发改委药品价格咨询专家，国家卫计委药品采购咨询专家。曾任澳门科技大学研究生院、南京农业大学兼职博士生导师。主持国家社科基金重大项目一项、国家自然科学基金三项、教育部等部委课题多项。2008 年在美国俄亥俄州立大学（Ohio State University）公共卫生学院、美国农业部经济局、联合国食品政策研究所进行走访。发表文章 150 多篇，其中发表 CSSCI 论文 80 多篇，主编包括教育部、卫生部"十二五"规划教材 5 部，专著 5 部，获江苏省政府哲学与社会科学优秀成果奖三次。

　　顾海教授于 2006 年执教于南京大学后，领导其研究团队向教育部申报社会医学与卫生事业管理博士点并获得成功。这是目前江苏省在卫生管理领域唯一的博士点。从 2016 年起，社会医学与卫生事业管理专业还将正式招收硕士研究生，继续深化学科建设和人才培养机制，继续为社会输送优质的稀缺资源。2010 年，南京大学公共卫生管理与医疗保障政策研究中心（后更名为南京大学卫生政策与管理研究中心）正式成立，顾海教授担任中心主任。这是南京大学第一个卫生管理与政策领域的研究机构，特别注重青年学者的培养与发展。

发刊词

改革开放以来，我国对卫生事业进行了一系列改革，也曾经历若干比较大的改革过程，取得了一些突破性进展，特别是新一轮医改取得了一定的成效，人民的健康水平和人均预期寿命进一步提高。但是医药卫生领域长期以来形成和积累的深层次矛盾依然没有根本解决，加之当前中国社会发展的工业化、城镇化、人口老龄化、疾病谱变化和环境变化等，给卫生工作带来新的挑战，我国医疗卫生领域正面临一些新的问题，如城乡和区域医疗卫生事业发展不平衡，药品生产流通秩序不规范，医院管理体制和运行机制不完善，政府卫生投入不足，医药费用快速上涨，医疗保障制度不完善，居民个人医疗负担过重等，从而导致新形势下的"看病难"和"看病贵"等问题。

为进一步深化改革，国务院在《中共中央关于制定国民经济和社会发展第十三个五年规划的建议》中提出了城市公立医院综合改革、分级诊疗、健全补偿机制等六项深化医改的重点工作。改革要求结合中国基本国情，决定了这项事业的艰巨性和复杂性，也意味着需要付出长期艰苦的努力，需要社会各界的共同参与。

基于此，我们决定出版《中国卫生管理研究》，本集刊由南京大学卫生政策与管理研究中心主办，社会科学文献出版社出版，旨在为有志于探索中国卫生事业发展道路的学术同人提供一个交流平台。

《中国卫生管理研究》将秉承"坚持理论与实践相结合，为卫生改革与发展服务"的办刊宗旨，以学术研究与理论探讨为重点，深刻地反映卫生改革与发展的最新成果，发扬学术民主，敢于发表不同见解的文章与观点，开展符合中国国情的卫生管理与政策研究，为促进中国卫生事业学术研究领域的日益精进而努力。

　　我们希望这份新生的刊物能得到来自卫生政策与卫生管理界，尤其是学术界同人的倾心关注和大力支持，同时，也真诚欢迎您的监督和批评。

　　《中国卫生管理研究》将奋发进取、文务求精、办出特色、彰显风格，为卫生改革与发展出谋献策，为实现人人享有基本医疗卫生服务，提高人民健康水平贡献一份力量！

顾海

2016 年 4 月于南京

中国卫生管理研究

2016 年第 1 期　总第 1 期

目　录

中国卫生管理研究

2016 年第 1 期　总第 1 期

第 1～15 页

© SSAP, 2016

新常态及供给侧改革视角下公立医院发展的战略思考

——基于南京大学医学院附属鼓楼医院改革实践[*]

韩光曙[**]

摘　要：本文采取文献研究、逻辑分析、实证分析等方式，把握新常态及供给侧改革的理论观点、经济学思想，探讨对公立医院未来发展的战略启示。研究认为，新常态下的供给侧改革是一种提高全要素生产率的经济改革模式，是中国各行业创新改革的逻辑起点。我国公立医院存在无效供给、供给不足等问题。最后，结合南京大学医学院附属鼓楼医院改革实践，本研究提出面对未来发展重要战略机遇期，公立医院须紧跟当前改革的要求，明确自身定位，做到"四个转变"，从六个方面提升供给能力，兼顾需求侧的保障，从管理体制和机制上推动医院的发展，引领医学的进步，为健康中国梦的实现而努力前行。

关键词：新常态　供给侧改革　公立医院改革

进入新时期，以习近平总书记为核心的党中央对当前中国经济发展做了科学、系统的阐述，对新常态下推动经济发展提出系统要求。其中，

---

[*]　本文为 2015 年南京市医学科技发展重点项目（ZKX15023）阶段性成果。

[**]　韩光曙，南京大学医学院附属鼓楼医院院长，研究员，教授，博士生导师，电子邮箱：gs_han110@163.com。

"经济新常态""供给侧结构性改革"等六大"习近平的经济思想"为我国社会主义经济建设进一步指明了方向。[①]对于医疗卫生行业而言,"经济新常态""供给侧结构性改革"具有十分重要的战略和现实指导意义。2015～2020 年是全面建成小康社会的攻坚期,全民健康、人人享有基本医疗卫生服务成为建设小康社会的重要保障和必然要求。2015 年 3 月,政府工作报告中提出了"健康中国"的概念,并将其定位为深化医改的主要方向。[②]在新常态及供给侧改革等的要求下,公立医院如何向"全民健康、人人享有基本医疗卫生服务"的健康目标去发展,成为当前医院发展的关键问题。南京大学医学院附属鼓楼医院(以下简称鼓楼医院)作为全国公立医院改革的试点单位,对此进行了思考。

一　新常态与供给侧改革的提出

(一)　新常态的提出

2014 年 5 月,习近平同志在考察河南论及经济形势时指出:"我国发展仍处于重要战略机遇期,我们要增强信心,从当前我国经济发展的阶段性特征出发,适应新常态,保持战略上的平常心态。"[③]这是习近平同志第一次使用新常态一词。此后,7 月 29 日,在中南海召开的党外人士座谈会上,习近平同志被问及当前经济形势时,又一次提到新常态:"要正确认识我国经济发展的阶段性特征,进一步增强信心,适应新常态,共同推动经济持续健康发展。"[④]

发展经济学中存在各种不同类型的拐点理论。[⑤]首先是所谓"刘易斯

---

① 《从经济新常态到供给侧改革——跟习主席学经济》,2016 年 1 月 12 日,新浪网,http://news. sina. com. cn/c/nd/2016 - 01 - 12/doc - ifxnkkuv4431052. shtml,最后访问日期:2016 年 3 月 10 日。

② 肖月:《推进健康中国建设的目标、任务及路径浅析》,《人口与计划生育》2016 年第 2 卷第 33 期,第 32～34 页。

③ 陈杰:《习近平在河南考察》,2014 年 5 月 10 日,新华网,http://news. xinhuanet. com/photo/2014 - 05/10/c_126484765. htm,最后访问日期:2016 年 3 月 10 日。

④ 李文:《人民要论:深刻认识我国经济发展新常态》,2015 年 6 月 2 日,中国共产党新闻网,http://theory. people. com. cn/n/2015/0602/c40531 - 27088968. html,最后访问日期:2016 年 3 月 10 日。

⑤ 龚刚:《论新常态下的供给侧改革》,《南开学报》(哲学社会科学版)2016 年第 2 期,第 13～19 页。

拐点"。1954 年美国经济学家刘易斯提出了著名的"二元经济"发展模式。① 在刘易斯看来，发展中国家"二元经济"发展模式可以分为两个阶段：第一阶段在发展初期存在大量甚或无限的剩余劳动力，由第一阶段转变到第二阶段，劳动力由剩余变为短缺，相应的劳动力供给曲线开始向上倾斜，劳动力工资水平也开始不断提高。所谓刘易斯拐点，就是指劳动力由过剩向短缺的转折点（如图 1 所示）。

1955 年美国经济学家库兹涅茨提出了另一种拐点理论，建立了库兹涅茨曲线。② 照此理论，一国的收入分配状况随该国的经济发展（由人均 GDP 水平衡量）呈先恶化后改善的趋势。这种变化规律可用图 2 中的库兹涅茨曲线表示，在图中可以找到经济发展过程中的"拐点"。

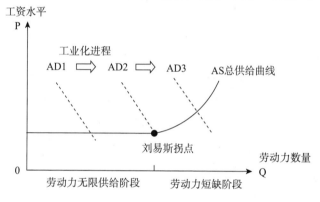

图 1　"刘易斯拐点"示意

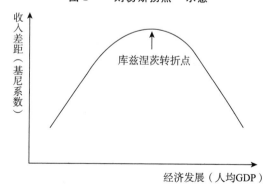

图 2　"库兹涅茨曲线"示意

① Lewis, S. A., "Economic Development with Unlimited Supplies of Labour," *The Manchester School*, 22（1954）：139 - 191.

② Kuznets, S., "Economic Growth and Income Inequality," *American Economic Review*, 45（1955）：1 - 28.

改革开放 30 多年来，我国经济保持高速的增长，然而近年来我国宏观经济增长明显放缓。通过"刘易斯拐点"和"库兹涅茨曲线"等经济学理论，我们可以看出我国经济发展已经进入第二阶段（新常态发展阶段），这实际上意味着大规模的剩余劳动力在中国已不复存在，中国经济出现了一系列的结构性变化。其中最为主要的变化是：由剩余劳动力的大量投入向技术追赶和技术进步阶段发展，由需求决定经济向供给决定经济转变，常态下中国经济已经是供给决定型经济，本质上需要一种提高全要素生产率的经济改革模式，这是中国各行业改革的逻辑起点。

（二）供给侧改革的提出

十八届五中全会报告指出，要"释放新需求，创造新供给，推动新技术、新产业、新业态蓬勃发展"，[①] 这体现了中央决策层制定宏观经济政策的取向由需求管理向供给管理迈进的趋势。习近平总书记在 2015 年 11 月 10 日召开的中央财经领导小组第十一次会议上首次明确提出了"供给侧改革"一词，强调"在适度扩大总需求的同时，着力加强供给侧结构性改革，着力提高供给体系质量和效率，增强经济持续增长动力，推动我国社会生产力水平实现整体跃升"。[②]

在经济学中，"供给"和"需求"相对应。需求侧有投资、消费、出口"三驾马车"，供给侧则有劳动力、土地、资本、创新四大要素。[③]"供给侧改革"全称是"供给侧结构性改革"，就是指从供给、生产端入手，通过解放生产力、提升竞争力促进经济发展。[④] 供给侧结构性改革旨在调整经济结构，使所有的供给侧要素实现最优配置，提升经济增长的质量和数量。供给侧改革的提出，是党中央在决策层面上一个重大的思想转变，它意味着政府作为"看得见的手"，在制定宏观经济政策时，将由刺激需求转向改善供给管理，也意味着我国整体经济从以往主要依靠

---

① 李晓晔：《"供给侧改革"与出版创新》，《出版发行研究》2015 年第 12 期。

② 习近平：《推动我国社会生产力水平实现整体跃升》，2015 年 11 月 10 日，新浪财经，http://finance. sina. com. cn/china/20151110/163523729205. shtml，最后访问日期：2016 年 3 月 10 日。

③ 《关于"供给侧改革"看完这十个问题你就懂了》，2015 年 12 月 1 日，新浪财经，http://finance. sina. com. cn/stock/stockaritcle/20151201/224023903249. shtml，最后访问日期：2016 年 3 月 10 日。

④ 李博：《"供给侧改革"对我国体育产业发展的启示——基于新供给经济学视角》，《武汉体育学院学报》2016 年第 50 卷第 2 期，第 52 ~ 58 页。

"三驾马车"拉动需求来刺激经济增长的模式转变为主要依靠提高全要素生产效率,从而进一步刺激经济增长的模式,拓宽和提升了经济增长的新动力。

二 从供给侧角度看中国公立医院发展现状

近年来,随着公立医院改革的不断深入,公立医院在体制机制改革和管理服务改善等方面进行了积极的创新探索,为人们健康需求做出了突出的贡献。然而,纵观我国的公立医院发展,从总体上看,主要的问题是优质医疗资源的"供给不足",同时也存在"无效供给"的现象。

(一)优质医疗资源的"供给不足"

健康是人类的基本权益。医疗卫生是一项基本民生工程。我国医疗行业在长期传统发展过程中,卫生资源配置呈"倒三角"的状态,与居民"正三角"的医疗服务需求不相匹配。[①] 城市高层级医院汇聚了各种高精尖技术、高学历人才和高科技设备,人满为患,相比之下,城市基层和社区卫生资源相对匮乏,人才流失严重,社区居民即使患小病小伤也不得不到拥挤不堪且费用较高的大医院去就诊,形成了恶性循环。一方面,需要量大、成本低且能够解决大部分健康问题的基层卫生结构,却只能提供较少的卫生服务,长期得不到发展,人员进一步短缺,技术无法提升,医疗资源"绝对供应不足",制约了群众便捷就医。另一方面,高层级医院本该重点解决疑难危重疾病的诊疗,却要提供大量本应由区级、社区医疗机构提供的基本医疗服务,占用了大量的高精尖优质医疗资源,使许多疑难危重疾病得不到及时解决,出现了著名专家号一票难求、号贩子高价倒卖专家号的现象,导致优质资源仍然"供给不足"。

(二)"无效供给"普遍存在

医疗资源配置和医疗结构发展的粗犷无序模式,诱导大型医院扩大规模、购买设备,甚至产生了中国医疗界的"巨无霸",这种"巨无霸"模式与大型公立医院疑难危重疾病诊疗中心的自身定位不相匹配。带来

---

① 吴明:《卫生经济学》,北京大学医学出版社,2011。

的后果是医院注重硬件轻视软件，注重规模轻视内涵，注重效益轻视人文，注重局部轻视整体，重视诊疗轻视预防和慢病管理。我们经常看到，许多超大型的三级甲等医院诊疗工作量巨大，然而质量管理及行为规范性不够，人才、学科等核心竞争力发展不足，信息化建设、成本控制等内涵管理不到位，患者就医的诊疗费用得不到有效的控制，缺乏创新的经营观念、服务理念和运行模式，无法提供差异性诊疗服务，没有形成自身特色的定位。这种低水平、低效率、高收费的医疗服务无法满足老百姓的健康需求，加重了"看病难、看病贵"的难题，一定程度上形成了无效供给。

新常态下的供给侧结构性改革强调"去产能、去库存、去杠杆、降成本、补短板"五大任务，[①] 对于医疗卫生行业而言，意味着要用改革的办法推进结构调整，减少城市中心大医院的低水平、低效率供给，增加基层医院的绝对供给，扩大优质医疗资源的供给，从而更好地满足广大人民群众的需要，促进经济社会持续健康发展。

三 对未来公立医院发展的战略思考

"十三五"时期是公立医院发展的重要战略机遇期，也面临许多严峻挑战。对于医疗行业而言，新常态下的供给侧改革意味着告别过去传统粗放的高速增长阶段，进入"相对平缓期"的新常态，由过去依靠增加医疗单位数量和医务人员数量的发展阶段，进入高效率、低成本、可持续的中高速增长阶段。医疗领域的供给侧改革，实际上就是要求医疗行业从供给入手，通过技术创新进一步解放生产力，大力发展"医药产业创新"和"医疗服务"，同时兼顾需求侧的管理与保障，从而破除"供给不足"和"无效供给"的现象，从管理体制和机制上推动医院发展和医学进步。

（一）公立医院发展必须要紧跟当前公立医院改革的要求

当前，城市公立医院改革进一步深入。2015 年国务院办公厅《关于

---

① 《从"五大任务"看 2016 年结构性改革着力点》，2015 年 12 月 31 日，新华网，http://news. xinhuanet. com/fortune/2015 - 12/31/c_1117640562. htm，最后访问日期：2016 年 3 月 10 日。

城市公立医院综合改革试点的指导意见》（国办发〔2015〕38 号），对公立医院改革提出了新的要求：一是破除公立医院以药补医机制，建立公立医院运行新机制；二是改革公立医院管理体制，建立现代医院管理制度；三是强化医保支付和监控作用，支付方式改革要覆盖区域内所有公立医院并逐步覆盖所有医疗服务；四是建立符合医疗行业特点的人事薪酬制度；五是构建各类医疗机构协同发展的服务体系，强化上下联动的分工协作机制；六是推动建立基层首诊、双向转诊、急慢分治、上下联动的分级诊疗模式；七是加快推进医疗卫生信息化建设。① 2017 年公立医院改革目标是：现代医院管理制度初步建立——管办分离；就医秩序得到改善，城市三级医院普通门诊就诊人次占医疗卫生机构总诊疗人次的比重明显降低——分级诊疗；医药费用不合理增长得到有效控制，卫生总费用增幅与本地区生产总值的增幅相协调；个人卫生支出占卫生总费用的比例降到 30% 以下；药占比（不含中药饮片）总体降到 30% 左右；百元医疗收入耗材降到 20 元以下；强化医保的监管作用——从医院到个人。目前部分省市如江苏省已经全面启动公立医院医药价格综合改革，公立医院发展必须实行医疗、医保、医药联动，根据公立医院改革的要求做好顶层设计及改革落实。

（二）公立医院发展必须要明确自身定位

公益性是公立医院的首要职能。对于大型公立医院而言，必须要坚持公益性，把履行社会职能作为公立医院价值实现的重要载体，以解决疑难危重急症为导向，以担当社会责任为根本，全面加强内涵建设，提升医院综合实力和工作效率，构建区域协同服务体系，认识、适应、引领各项改革发展，着力在学科人才建设、质量内涵效率提升、科教实力增强、分级诊疗体系布局等方面优化结构、增强活力、化解矛盾、补齐短板，力争取得突破性进展。新时期鼓楼医院把公益性放在首位，提出了未来发展的八大基地目标，以推动医院走向新的发展阶段：一是建设区域疑难危重疾病诊疗基地；二是建设突发事件卫生应急救援基地；三是建设医学科研创新研发基地；四是建设生物医药科技成果转化应用基

① 《国务院办公厅关于城市公立医院综合改革试点的指导意见》，2015 年 5 月 17 日，中华人民共和国国家卫生和计划生育委员会官网，http://www.nhfpc.gov.cn/tigs/s3581/201505/6c4713d7d40e4b6cb3f1db173143c296.shtml，最后访问日期：2016 年 3 月 10 日。

地；五是建设医学高层次人才培养实践基地；六是建设高素质住院医师培养示范基地；七是建设医院管理创新与实践基地；八是建设健康与慢病管理指导基地。

（三）公立医院发展要做到"四个转变"

在当前经济发展模式下，公立医院必须转变观念，努力适应当前改革的需求。鼓楼医院提出新时期要做到四个转变：一是要由规模粗放增长向医疗技术、人才学科核心竞争力提升转变；二是要由高速运营发展向精细化内涵管理、质量服务、成本与效率提升转变；三是要由自身建设发展向适应分级诊疗、医联体建设和构建区域协同诊疗体系转变；四是要进一步拓展功能定位，由院内中段诊疗向前段急诊急救和后段慢病健康管理服务模式拓展。只有这样，才能提升医院综合实力与竞争实力，满足当前改革发展要求。

（四）公立医院可从六个方面提升供给能力

1. 全面提升疑难急危重病人的收治能力

建立分级诊疗制度是新医改重要目标之一。所谓分级诊疗，即按照疾病的轻重缓急及治疗的难易程度进行分级，三级医院主要承担危重疾病的诊疗和疑难复杂疾病的诊疗，基层卫生服务中心主要承担常见病、多发病的诊疗和慢性疾病管理、康复治疗等，其实质是各级医院要履行各自服务角色和功能。三级医院要做到"瘦身"和"健身"的双重转移："瘦身"是指减少普通病和常见病的诊治，逐渐削减普通门诊比例，回归解决疑难重症的本来定位，关注点由量转向量、质并重，强化内涵；"健身"是指提高自身对疑难急危重疾病的诊治能力和水平，特别是要加强应对下级医院上转的常规治疗疗效不佳的疑难病例的诊治能力，提升"收拾残局"的能力。

公立医院可以抓住"急诊抢救"和"ICU监护"两个环节，全面提升疑难急危重病人的收治能力。一方面，要全面加强急诊能力建设，实施急诊医师职业化、专业化培训与管理，完善各种绿色快速救治通道，以急诊为基础建立院级 RRT（rapid reactive team），提升"快速反应"能力，保证危重而急需救治的患者能够得到及时的抢救，并努力建立院前急救与急诊的联动机制。另一方面，要全面加强重症监护室建设，不断增加监护室床位，发展优势临床专科的重症监护病房，不断增强危重患者的处置和处理能力，建立重症医学医师之间、重症医学医师与其他专科医师之间有效的交流机制、会诊绩效机制，形成以重症医学学科为中心的集中式管理的危重病医学模式，做到对收治的急危重症患者能"接得住"，全面提升对疑难急危重病人的收治能力。近年来鼓楼医院在全面加强急诊和 ICU 建设的同时，圆满完成了 H7N9 禽流感防治、苏州昆山爆炸伤员救治、青奥会医疗保障等各项应急保障任务，受到社会的高度肯定。

2. 大力遴选和培育核心医疗技术

中国的供给侧改革以新常态为背景，其目标是发展知识密集型经济，以提高经济社会的技术水平或全要素生产率。医疗行业更是如此，大型公立医院在未来发展和竞争中，能否取得优势，归根结底取决于有多少前沿的技术存量，是否拥有一些特色的、具有明显优势的、别人一时之间无法模仿的核心医疗技术，这些核心医疗技术是未来大型公立医院在竞争中立于不败之地的根本所在。从这一角度上说，大型公立医院供给侧改革的重中之重是为技术创新提供足够的激励。核心医疗技术较之于一般技术，更具有创新性，并且更规范、更安全，实施过程也更加人文。威廉斯和托伦斯在《卫生服务导论》中指出，影响未来十年的医疗技术包括微创手术（机器人手术）、基因测序、基因治疗、人造血、异体移植、部分切除技术、人造肝、克隆技术、功能性神经刺激、关节替换、疼痛控制、局部灌注、组织密封材料、抗药病菌的治疗和虚拟现实系统等。未来大型公立医院发展，必须要遴选和重点培育一大批省内领先、国内外一流的先进技术，并且要制定技术引进鼓励、激励政策，实行技术引进全程管理。

我们可以围绕医院临床优势技术，遴选和培育出一大批国内外领先的医疗技术，形成医院自己特色的品牌技术群和学科群。如近年来鼓楼医院通过创新技术优势，推动了多学科发展：骨科完成复杂脊柱矫形7500 余例，完成例数和手术难度世界领先；风湿免疫科完成间充质干细胞治疗风湿免疫疾病 755 例，诊疗技术达到国际先进水平；产科通过世界首创的干细胞修复子宫内膜疤痕技术成功使 8 个婴儿顺利诞生，并有 2 位"准妈妈"在孕期，20 多人在修复中；心胸外科首创小切口治疗复杂心脏手术技术，2014 年、2015 年每年完成的心脏大手术量超过 1000 例，在江苏省位列第一，在全国居于前列；普通外科首创的人源性生物人工肝成功应用，并救治大量患者；生殖中心采用体外受精联合胚胎移植技术（in vitro fertilization，IVF）使临床妊娠率达到 68.2%，为全国最高水平；消化内镜诊疗五年完成量达到 22.3 万例，内镜诊疗的难度、效率和精细化服务理念国内外领先；自 2014 年开始使用达芬奇手术机器人治疗以来，共完成相关手术 620 例，其中泌尿外科达芬奇机器人手术量始终位列全国前三位；肿瘤个性化治疗及 TOMO 刀精准放疗、糖尿病代谢病诊疗、神经系统疾病治疗、麻醉技术、烧伤整形技术、心脏介入技术、人工耳蜗技术等均在国内外领先。此外，新时期医院必须大力发展亚专科，开展多个 MDT（multimodality therapy）项目，形成多学科协作诊疗常规化、制度化、规范化，建立学科联合和跨专业交叉合作机制，推动学科建设。未来医院需进一步建立面向国际前沿的新兴交叉学科布局，力争新建一批能够解决重大临床问题的新兴重点学科。

3. 激发人才创新竞争意识

人才是医院最重要的资源，高层次、具有创新意识的医学人才是实现医院跨越式发展的决定因素。新供给经济学派的基本策略是以"双创"引领我国经济可持续健康发展。[①] "双创"指的是创新和创业，对于公立医院而言，激发医务人员的创新意识、营造良好的执业氛围是推动医院跨越式发展的关键动力。

新时期，我们可以打造以学科梯队建设为核心、临床和基础交叉合作的优秀人才孕育新模式，着力发现、培养、集聚高水平临床领军人才，大力培养后备人才，加大与世界高水平大学及实验室的对接，建立长期的人才交流互访机制，营造有利于人人皆可成才和青年人才脱颖而出的制度环境。此外，公立医院应进一步对接卫生事业改革与发展重大需求，完善科技竞争和激励机制，营造良好的学术氛围，在精准医学、系统医学、转化医学和生物工程等方面进一步整合优势资源，实现人才聚焦发展、医学前沿发展、科研双轨发展。

近年来，鼓楼医院全面打响人才建设战役，在国家重点学科、国家临床重点专科、省市临床医学中心创新实施临床与专职研究队伍建设双轨制，引进和培养高水平研究型领军人才（PI）和中青年研究人才，并

---

① 贾康、徐林、李万寿等：《中国需要构建和发展以改革为核心的新供给经济学》，《财政研究》2013 年第 1 期，第 2~15 页。

与美国霍普金斯大学合作建立了住院医师培养机制，创新推行基于 RBRVS 评估系统的新绩效方案，建立以服务质量、服务效率、服务数量及群众满意度为核心的绩效考核机制，人才、科教建设实现大丰收。一支作风正、技术强、素质高的人才队伍逐渐成长起来，成为该院建设发展的生力军，并涌现出一批在国家级、省级、市级有突出贡献的专家。如该院的邱勇教授当选国际脊柱学会中国区主席，蒋青教授获得国家杰出青年基金，一大批人员担任国家、省市学术委员会主任委员。医院荣获国家科学技术进步二等奖 3 项、省科技进步奖 5 项、中华医学奖 13 项、各类科技成果奖 300 余项。一批具有代表性的文章，相继发表在 *Nature Medicine*、*Cell Stem Cell*、*J Natl Cancer Inst*、*Circulation*、*GUT* 等主流期刊上。

4. 通过规范行为提升质量服务水平

质量是医院的立院之本，规范是质量的根本保证，也是医德素养的首要表现，更是研究型医院的基本特征。高品质的医疗服务建立在规范的医疗行为基础之上。《医疗机构从业人员行为规范》第二十一条明确指出："规范行医，严格遵循临床诊疗和技术规范，使用适宜诊疗技术和药物，因病施治，合理医疗，不隐瞒、误导或夸大病情，不过度医疗。"[①] 规范医疗行为要用医疗领域相关的准则、规定、规范、标准来要求、指导、约束医务人员的举止行为，以获得正常的诊疗秩序，提升患者安全感和诊疗效果。

质量安全的打造是一项系统工程，要让规范行为和质量安全成为一种文化。鼓楼医院在 2004 年率先提出了医院安全文化的概念，强调"与行为规范相伴，和文明高雅同行"的质量控制价值观，通过文化自觉和纪律约束培养医师好的行为和习惯，打造了良好的安全文化、质量文化和执行文化，提升了诊疗服务水平。

此外，合理用药是规范医疗行为的重要一环。公立医院可以进一步推广临床药师责任制，建立合理用药规范，强化基本药物使用规范，加强抗菌药物管理，加大对超限处方、不合理处方、贵重药物和单品种药物用药数量的监控，让"味精药"的推销者和滥用者为自己的行为付出代价。鼓楼医院为每个科室配备临床药师，真正让药学专业人员转型成

---

① 卫生部、国家食品药品监管局、国家中医药管理局联合编著《医疗机构从业人员行为规范》，人民卫生出版社，2012。

为合理用药实践的开创者、总结者、整合者、传播者和倡导者，使他们切实担负起科室合理用药"守门人"角色，形成临床药师制的鼓楼模式。近年来该院的药占比连续十年持续下降，位列全省最低水平，其中2015年为39.16%，2015年10月医药价格综合改革后药占比降到36.72%。与此同时，该院还建立了职业医师考核档案，通过激励与约束机制对医师进行管理，规范了医师行为。

5. 不断提升科学精细化管理水平

随着公立医院改革的不断推进，过去的粗放式管理已不适应医院发展的新要求，全面加强医院科学精细化管理变得尤为迫切。精细化管理理念很多，确保落地是公立医院改革取得成果的关键所在。如何确保精细化落地？可以从以下六个维度着手：一是在理念上，精细化管理要成为所有管理者的追求，体现严谨、认真、精益；二是在方法上，所有的工作都应该建立标准、可操作的流程，要应用好科学管理工具；三是在环节上，要求所有环节的交接、衔接都能做到平顺、流畅、安全、可靠；四是在要求上，务必要做到精、准、细、严，不空泛，精准到每项管理要求及专科发展建设上，细化到每个医疗操作步骤上，做到管理具体，内容清晰，过程明朗；五是在系统上，各个系统要形成有机统一协调的整体；六是在文化上，以上各个维度能够成为医护人员的自觉和习惯，成为医院的特色与内在文化。

精细化管理，必须加强医院的内涵建设，如岗位职责、规章制度、流程规范的修订要做到标准化，要不断完善管理制度、管理标准、管理模式，加强医院现代化、信息化建设，注重团队协作，努力做到目标管理精细化、资源配置精细化、质量管理精细化、绩效激励精细化、支撑保障精细化和成本管理精细化。对于公立医院而言，非常重要的是成本控制，要进一步细化各病种临床路径流程，科学测算并严格控制单病种诊疗费用，强化对医用耗材和试剂来源、采购、资质、出入库、使用的监控，探索建立住院服务采用按病种打包收费、门诊服务采取人头付费的制度，将医院成本管理与临床路径管理相结合，推动精细化管理水平的不断提升。鼓楼医院实行科室成本管理责任制，为各科室配备责任会计师、医保专员，对科室的经营管理、成本效益、医保落实等给出指导和建议，取得了较好的效果。该院在保证质量前提下，在优先使用国产品牌方面，走在全省大型医院前列。单病种临床路径实施病种达到184

种，覆盖全部临床科室。在江苏省等级医院评审中，该院位列参评医院总分第一名，连续两年荣获全国医院品管圈大赛一等奖，2015 年荣获全国文明单位，为南京唯一的医疗单位，并荣获中国最佳医院管理团队奖，其中医院形象与传播、医疗质量与安全、患者服务与体验三个项目荣获五星级单位称号。这些成果的取得都离不开精细化管理的指引。

6. 大力构建区域医疗协同体系

随着 2015 年《关于全面推开县级公立医院综合改革的实施意见》和《关于城市公立医院综合改革试点的指导意见》两大政策蓝本的出台，构建"基层首诊、双向转诊、急慢分治、上下联动"的分级诊疗模式成为医疗卫生改革的重要目标所在。实行医疗、医保、医药联动，做好对口支援等公益性建设，帮助建立覆盖城乡的基本医疗卫生制度，构建区域协同服务体系是大型公立医院的责任与担当。

作为大型公立医院，必须主动下沉资源，实施精准帮扶，向受援单位输出文化理念、医疗技术、医务人员、管理团队、资金设备等，帮助受援医院全面提升综合水平，使当地群众得到实惠，努力构建以医院为中心，互联互通、区域协同的上下联动体系和综合服务体系，成为分级诊疗的先行者和推动者。鼓楼医院的集团化建设、对口支援工作以及南京市暨鼓楼医院远程医学会诊中心平台建设都走在了全省乃至全国的前列。如 1996 年该院组建了中国大陆最早的大型医院集团——南京鼓楼医院集团，近年来该集团覆盖面逐渐扩大，目前已包括 13 家医院，参与对口支援和院府合作的医院达 18 家。2015 年 5 月 16 日南京鼓楼医院集团安庆市石化医院正式挂牌运行，2015 年 9 月 23 日鼓楼医院江北分院项目正式启动，2015 年以来接纳医联体成员 29 家，涵盖 2 个二级医院、27 家社区卫生服务中心，实现了精准帮扶，如与鼓楼区小市社区卫生服务中心、建宁路社区卫生服务中心、湖南路社区卫生服务中心搭建"资源共享、双向转诊、预约诊疗、技术扶持、人才培养"的区域协同模式，建立"鼓楼医院消化病诊疗中心高淳分中心""鼓楼医院肿瘤中心高淳分中心""鼓楼医院集团六合心血管介入中心""鼓楼医院六合医疗联合体暨影像会诊中心"等科室合作模式，实践"医联体成员单位免收进修费并享受同等进修津贴"等人才培养模式，等等。2015 年 1 月 7 日，南京市暨鼓楼医院远程医学会诊中心正式启动，辐射新疆伊宁、陕西韩城、西藏等地医院及市县、集团、社区等的区域性医疗服务网络，全年完成远程会诊 39 例，均达到预期效果，彰显公益性。2015 年该院接收基层医疗卫生机构上转患者 24 万人次，向基层医疗卫生机构下转患者 4013 人次，走在全省前列，开创了医联体精准帮扶的新局面。下一步，公立医院要进一步完善医联体及双向转诊相关制度、规范和流程，积极推进"互联网＋"的对外援助模式，从精细化、精准化帮扶模式上，进一步为全国分级诊疗体系建设做出积极的探索。

（五）公立医院要同时兼顾"需求侧"保障

供给侧结构性改革并不仅仅解决供给不足的问题，更重要的是解决供需错配的问题。① 对于公立医院而言，不能因为强调供给管理而忽略了需求管理，不能将供给侧和需求侧对立起来，而是要同时兼顾供给侧和需求侧，要始终关注患者、社会的健康需求，并且要关注员工的发展需求，从供给能力的提升和需求侧保障两方面共同发力，做好各项改革与管理工作。其中需求侧的保障，一个非常重要的方面是对患者的人文和关爱。公立医院必须要从价值观建设、医院目标建设等方面架构起人文的理念。鼓楼医院在全国最早提出建设"最好的优质研究型人文医院，建设国际一流医院"的目标，将"关爱生命，传承博爱，崇尚科学"作为医院的核心价值观，将"人文鼓楼，卓越鼓楼"作为医院的发展愿景，用人文医院文化来引领医院的医疗、教学、科研、管理等，构建起和谐医患关系。如在南扩新大楼的建设、启用过程中，该院坚持"以人为本"的理念，打造宽敞明亮的就诊环境、温馨舒适的人性化服务、方便快捷的现代化就医流程和科学精细化的医院管理，改变了传统的医疗服务模式，有效缓解了医院病床长期紧张、门诊拥挤的问题，满足了群众看病就医需求，为患者提供了更加安全、舒适、便捷、高效的医疗服务，让老百姓享受到了医疗卫生改革的成果，将医院精细化管理和人文医院建设推向新的高度。与此同时，该院还建立了信访办，完善首诉负责制、高效投诉处理机制等工作制度和流程，加强医患纠纷调解制度，维护了医疗行业的良好形象。该院连续多年在省卫生计生委开展的 110 家三级医院出院病人问卷函调中，位居江苏省所有省属、市属医院第一名，连续多年在市卫生计生委委托第三方开展的出院病人电话回访满意度测评中

---

① 纪念改革开放 40 周年系列选题研究中心：《重点领域改革节点研判：供给侧与需求侧》，《纪念改革开放 40 周年特别策划》2016 年第 1 期，第 35～51 页。

位居综合医院第一名，被评为江苏省群众最满意的医疗卫生机构（全省第一）。这些成绩的取得也是人文医院建设的成果。此外，公立医院需求侧的保障，也要更加重视人本管理，关注员工不同层次的发展需求，在强化员工爱岗敬业的同时，为员工搭建发展和施展才华的平台，提升员工满意度、忠诚度和幸福感，提升凝聚力，打造医院文化品牌。

　　"眼前有了繁花，并不等于手中就有了鲜蜜。"在新常态和供给侧改革的指引下，未来公立医院改革与发展的蓝图已经绘就，新的梦想与征程正在展开。公立医院作为医改的主力军，必须要认清新形势，把握新机遇，明确新要求，迎接新挑战，掌握供给侧改革的经济发展规律，自觉转变理念，明确自身定位，在增强供给能力的同时，兼顾需求侧的保障，优化结构、增强活力、化解矛盾、补齐短板，力争取得突破性进展，真正走出创新发展的新道路，做出改革的新表率，为健康中国梦的实现而不断前行。

中国卫生管理研究

2016 年第 1 期　总第 1 期

第 16～38 页

© SSAP, 2016

用分级诊疗统筹医改　实现强基层、促健康、可持续

——厦门分级诊疗调研报告

杨叔禹　　王虎峰 *

摘　要：近年来，各地在医疗改革实践中加强对分级诊疗制度的探索，多地出台分级诊疗政策措施，启动试点工作，部分省市形成了一些初步的经验和模式。厦门市按照国家医改精神，自加压力，自觉改革，不等不靠，探索形成了"急慢分治，慢性病先行；上下一体，三师共管；柔性改革，多方共赢"的分级诊疗改革路径，用分级诊疗统筹医改，将分级诊疗同"强基层、建机制、促健康"结合起来，形成了步子稳健、管理精细、可持续性强的特点。这种做法阶段成效显著，受到了慢性病患者和基层社区医务人员的欢迎，探索出了一条推行分级诊疗的路子，打消了社会各界对分级诊疗试点的疑虑，具有较强的借鉴推广价值。

关键词：分级诊疗　医疗改革　厦门医疗服务体系

引　言

2015 年 9 月 11 日，国务院发布了《关于推进分级诊疗制度建设的指

---

* 杨叔禹，教授，主任医师，博士生导师，厦门市卫生和计划生育委员会主任；通信作者：王虎峰，中国人民大学医改研究中心主任，教授，博士生导师，国务院医改专家咨询委员会委员，电子邮箱：wanghufeng616@ ruc. edu. cn。

导意见》(以下简称《指导意见》),① 这是国家层面的首个分级诊疗顶层设计文件。《指导意见》明确提出,要以提高基层医疗服务能力为重点,以常见病、多发病、慢性病分级诊疗为突破口,完善服务网络、运行机制和激励机制,引导优质医疗资源下沉,形成科学合理的就医秩序,逐步建立符合国情的分级诊疗制度。

所谓分级诊疗,就是按照疾病的轻重缓急及治疗的难易程度进行分级,不同级别的医疗机构承担不同疾病的治疗,逐步实现从全科到专业化的医疗过程,其内涵包括基层首诊、双向转诊、急慢分治、上下联动。

基层首诊就是坚持群众自愿的原则,通过政策引导,鼓励常见病、多发病患者首先到基层医疗卫生机构就诊。双向转诊是指通过完善转诊程序,重点推动慢性期、恢复期患者向下转诊,逐步实现不同级别和类别医疗机构之间的有序转诊。急慢分治是通过完善亚急性、慢性病服务体系,将度过急性期的患者从三级医院转出,落实各级各类医疗机构急慢性病诊疗服务功能。上下联动是在医疗机构之间建立分工协作机制,促进优质医疗资源纵向流动。

简单地说,分级诊疗就是要形成"小病在社区,大病进医院,康复回社区"的理想就医格局。因此,分级诊疗被视为新医改攻坚阶段的重头戏和有效降低医疗费用、缓解"看病难、看病贵"问题的重要举措。

分级诊疗制度的建立旨在扭转当前不合理的医疗资源配置格局,解决资源配置不均衡问题,围绕城乡协同医疗卫生服务网络建设,依托广大医院和基层医疗卫生机构,探索合理配置资源、有效盘活存量、提高资源配置使用效率的医疗卫生服务体制架构。

近年来,各地加强了对分级诊疗制度的探索,已有近 20 个省市出台了分级诊疗政策措施,启动了试点工作,部分省市还形成了一些初步的经验和模式。

从 2012 年起,厦门市在分级诊疗的医改进程中已经有了 3 年多的探索和积累。从最初的慢性病"医院－社区"一体化管理到后来的专科医生与全科医生"结对子",再到创建"糖友网"形成"三师共管"的相对成熟模式,与国家推动的分级诊疗高度契合,为推动分级诊疗常态化提供了重要的借鉴意义。

---

① 国务院办公厅:《关于推进分级诊疗制度建设的指导意见》,中国政府网,http://www.gov.cn/xinwen/2015－09/11/content_2929789.htm。

2014 年 10 月，中国人民大学医改研究中心赴厦门市对分级诊疗试点进行调研，深入厦门大学第一附属医院，莲前、禾山、鼓浪屿三个社区卫生服务中心，实地入户走访，召开 6 次座谈会，与三甲医院管理层及医生、社区卫生服务中心管理层及全科医生、健康管理师、患者代表、社区居民面对面交谈，与厦门市卫生计生委以及相关部门工作人员交流和座谈，并在对有关政策文件研读的基础上，逐一了解政策落实和实施情况以及各利益相关者的反映，从而对厦门市分级诊疗状况有了比较全面深入的掌握。

本文是在中国人民大学医改研究中心对厦门市开展实地调研的基础上，对厦门市实施分级诊疗的现况的描述与评价。

一 厦门医疗服务体系概况和特点

（一）厦门市经济社会基本情况

厦门市具有较好的改革基础，是中国最早实行对外开放政策的四个经济特区之一，也是开发开放类国家综合配套改革试验区（即"新特区"）和"中国（福建）自由贸易试验区"之一。

厦门经济运行呈现平稳增长态势。2014 年全年财政总收入突破909.13 亿元，全年财政支出达 548.25 亿元，增长 4.9%，其中医疗卫生支出达 34.61 亿元，增长 36.3%。

截至 2014 年底，全市户籍人口平均期望寿命达到 80.02 岁，比上年增加 0.34 岁，比全国平均水平高 6 岁多，居副省级城市前列；孕产妇首次实现零死亡率，取得历史性突破；5 岁以下儿童死亡率为 4.5‰，婴儿死亡率为 3.46‰，新生儿死亡率为 2.04‰。人口主要健康指标继续保持世界发达国家和地区先进水平。①

（二）厦门医疗服务体系的特点

第一，医疗资源丰富。截至 2014 年，全市共有各类医疗卫生机构224 个，其中医院 43 家，社区卫生服务中心 25 个，卫生院 13 个，门诊部 127 个，妇幼保健机构 7 个，疾病预防控制中心 7 个，专科防治院 1

---

① 数据来源于《2014 厦门经济特区年鉴》。

个，疗养院 1 个。

全市医疗卫生机构实有床位 13169 张，其中医院床位 11817 张，基层医疗卫生机构床位 383 张，公共卫生机构床位 641 张，其他卫生机构床位 328 张。全市每千人口（常住）床位数为 3.53 张，① 全市每千人口（户籍）床位数为 6.47 张。②

全市卫生人员有 27163 人，③ 专业卫生技术人员有 23100 人，其中执业（助理）医师有 9148 人，注册护士有 10061 人。④ 全市平均每千人口（常住）拥有专业卫生技术人员 6.19 人，其中执业（助理）医师 2.45 人，注册护士 2.70 人；⑤ 全市平均每千人口（户籍）拥有专业卫生技术人员 11.35 人，其中执业（助理）医师 4.50 人，注册护士 4.95 人。

从全国整体水平来看，截至 2013 年，每千人口医疗卫生机构床位数为 4.55 张，每千人口执业（助理）医师数为 2.06 人，每千人口注册护士数为 2.05 人。⑥ 和全国平均水平相比，厦门医疗资源较为丰富（见图 1）。

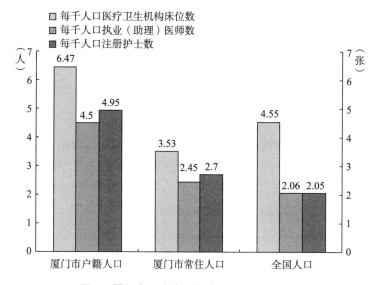

图 1　厦门市医疗资源与全国平均水平比较

---

① 按常住人口 373 万人计算。
② 按户籍人口 203.44 万人计算。
③ 数据由厦门市卫生计生委提供。
④ 数据来源于《厦门市 2014 年国民经济和社会发展统计公报》。
⑤ 数据由厦门市卫生计生委提供，按常住人口 373 万人计算。
⑥ 数据来源于《2013 我国卫生和计划生育事业发展统计公报》。

第二，重视协同推进中医药发展改革。厦门市有市级和区级中医院各1家。自2007年在重组医疗体系过程中提出"中西医一体化"之后，厦门市非常重视在改革过程中发挥中医作用。2013年厦门市开始实行大医院"中医专家下社区制度"，截至2015年5月，共组织中医专家21人进社区，包括中医内科、儿科、针灸科等专业的专家，同时11名专家以"师带徒"的方式带徒18人。在各家社区卫生服务中心的医师中有107人从事中医专业，包括中医全科及针推、骨伤等亚专业。①

第三，社会办医呈现良好发展局面。通过公立医院与民营医院合作、引入台资等方式，厦门已构建多元化办医格局，现有厦门长庚医院（台资）、厦门安宝医院（台资）、厦门眼科中心（合资）、厦门莲花医院（合资）、厦门心佳馨妇科门诊部（新加坡投资）以及一批社会资本举办的护理院等。截至2013年底，全市社会办医机构共有712家，占全市医疗机构总数的58.3%，开放床位2270张，占总量的17.42%，门急诊人次占26.1%，出院人数占19.2%。非公医疗机构服务量和床位数均已达总量的20%，②且未来发展潜力较大。

第四，医保体系运行平稳。厦门市建立了包括城镇职工基本医疗保险、城镇居民医疗保险、新型农村合作医疗、大病补充保险在内的医疗保障体系。城镇职工基本医疗保险的医保统筹和个人账户为"通道式"。2014年底，参加基本医疗保险的人数为314.28万人，比上年末增长6.0%；其中外来员工参加基本医疗保险的人数为110.20万人，同比增长7.0%。③参保人口年龄结构总体较年轻，医保收支略有结余，基金运行平稳。

第五，医疗资源分布和使用在岛内外有区别。医疗资源从地理上看，主要集中在岛内。厦门岛作为区域医疗中心，外来就医占比高，大医院就医压力大。在岛内，三级医院对区域内的社区卫生组织实现"院办院管"，岛外实行"区办区管"，两类办医格局并存，呈现因地制宜办医的特征。

二 厦门市推进分级诊疗的几个阶段及突破口的选择

分级诊疗制度建设是一个不断探索的过程。厦门市于2012年推行医

---

① 数据由厦门市卫生计生委提供。
② 数据来源同上。
③ 数据来源同上。

院社区一体化；2013 年通过专科医生与全科医生"结对子"，组建"1 + 1 + X"服务模式①；2014 年开始以糖尿病为突破口，创建糖尿病病友全程保健网（以下简称"糖友网"），形成"三师共管"（专科医师、全科医师、健康管理师）格局，对糖尿病实现社会服务管理；2015 年创建高血压病友全程管理网（以下简称"高友网"），对高血压实现社会服务管理。截至 2015 年 5 月 20 日，共 15763 人②加入"两网"，实现了个性化、精细化管理。厦门市推进分级诊疗大致经历了三个阶段。

（一）第一阶段（2012 年）：组建医院 - 社区一体化

厦门市于 2012 年开始组建医院 - 社区一体化，探索由大医院与专科医院来接管社区医院，打造一体化管理。在认识到慢性病患者多，治疗负担重和治疗达标率低的现实情况后，拟以高血压、糖尿病两个慢性病病种为试点，将医院确诊后、病情稳定的慢性病患者引导到基层就诊和进行日常管理。但是，由于患者还是愿意到大医院找专家，所以分流效果不明显。

（二）第二阶段（2013 年）：专科医生与全科医生"结对子"，组建"1 + 1 + X"服务模式

为了解决慢性病患者不愿意在基层看病的问题，2013 年厦门开始采取"上下共管"的模式，即大医院的专科医师与基层医疗机构全科医师"结对子"，共同对慢性病患者进行全程服务管理。同时，对大医院的医生下基层提出鼓励措施。这一举措很快得到了医患双方的认可，解决了患者不愿到基层医疗机构就诊的问题，达到了向基层医疗机构分流慢性病患者的效果。

（三）第三阶段（2014 年至今）：建立"糖友网""高友网"，形成"三师两网"服务构架

随着基层医疗机构服务人数的增多，仅仅依靠医生的管理已经不能满足病人的需求，需要专业人员对病人进行日常健康管理。2014 年，厦

---

① 前两个"1"分别指一个大医院专科医生和一个社区全科医生，后面的"X"则是来自社区医疗机构的多个营养护理师，从 2014 年开始统一改为健康管理师。

② 数据由厦门市卫生计生委提供。

门市以糖尿病为试点，创设"糖友网"，组建"三师团队"对入网糖友进行全程管理。在"糖友网"初现成效的基础上，2015年创设"高友网"，实现了对高血压的社会服务管理。"三师共管"的建立，有针对性地解决了大医院专科医师和慢性病患者的顾虑，初步达到了医院"舍得放"、病人"乐意去"的效果，由此走出了以"三师共管"实现分级诊疗的医改新路子（如图2所示）。

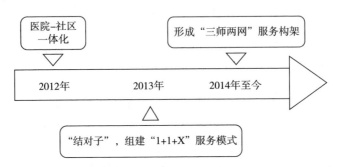

图2 厦门市推进分级诊疗政策的几个阶段

三 厦门市分级诊疗政策体系及特色

厦门市一系列分级诊疗制度政策设计，抓住了分级诊疗的要义，依托社区服务管理平台，以"三师两网"的协作模式为主线，以医保、财政、价格的支撑为辅线，以薪酬制度改革和绩效考评制度等激励约束手段为动力，通过调动分级诊疗三大主体，即基层医疗卫生机构、大医院和患者的积极性和主动性，强化基层、功能回归、引导就医，探索建立了"分级诊疗，慢性病先行；上下一体，三师共管"的分级诊疗协作体系。其政策要点可以分为以下四个部分。

（一）以"三师两网"为核心，创建"三师共管"分级诊疗模式

1. 打造"三师两网"，创新分级诊疗协作模式

（1）专科医生＋全科医生＋健康管理师的"三师共管"格局

2012年，厦门市以高血压和糖尿病两个病为试点，推行医院－社区一体化管理模式，着力调整医疗资源垂直布局，进行上下一体的医疗人力资源的整合。2013年，厦门市推行"上下共管"模式，专科医生与全科医生开始"结对子"，共同实施对慢性病患者的全程管理。随着对疾病

管理需求的不断增加，厦门市构建了"1+1+X"服务模式，即一名大医院专科医师、一名社区全科医师、若干名辅助健康管理人员（如社区护士或公卫医师等）共同对疾病进行管理。随后，"X"被确立为"健康管理师"，至此，"专科医生+全科医生+健康管理师"的"三师共管"格局正式形成。

"三师共管"格局体现了有管理的、连续的医疗服务理念。专科医生负责对病人进行诊断并制订个性化治疗方案，全科医生负责监督病人对专科医生治疗方案的执行情况，慢性病健康管理师是患者与医师的联系纽带，负责患者日常的随访与健康教育。"三师共管"以病人为中心，在专科医师指导下，由全科医师和健康管理师对病人进行日常全方位、多角度、全程的共同管理，实现了对疾病的"预防、治疗和管理"的有机结合。

（2）"糖友网"和"高友网"两网的搭建

为了方便对糖尿病和高血压病人的全程管理，2014年，厦门市创设了"糖友网"，由"三师团队"对入网糖友进行全程管理。糖友网初见成效后，2015年，厦门市又建立了"高友网"对高血压病人进行管理。"两网"的搭建为"三师"的管理服务提供了重要的信息平台，实现了病人的医院－社区一体化管理。

2. 培养健康管理师，搭建社区健康管理平台

健康管理师是厦门分级诊疗体系的一大特色，是连接"医院专家"和"社区全科医生"的桥梁，是实现患者全程健康管理的关键角色。厦门市健康管理师的主要职责有：一是运用健康管理知识及管理技能，负责为高血压、糖尿病患者制订健康评估、并发症筛查、个体化健康干预方案；二是落实日常随访与健康干预，安排健康教育课程及拟订教育时长，指导患者掌握慢性病自我管理技能；三是定期进行健康评估，及时发现患者存在的健康问题并积极干预；四是做好与专科医生及全科医生的沟通联系，及时反馈患者病情变化情况，从而使慢性病管理真正落实于患者，使之受益，进而达到延缓并发症发生的目标。健康管理师的工作流程见图3。

以健康管理师队伍建设为抓手，促进基层卫生计生队伍有机融合。卫生和计生从"整合"到"融合"、从"合并"到"合力"，资源共享、优势互补、借力提势、融合发展，为探索建立"三师共管"的照护模式向家庭延伸提供了有力的技术、人员和阵地支持。通过依托厦门医学院教学平台，采用"5+2"，即基础理论知识与技能培训和现场观摩实习相结合的形式，对计生工作人员进行健康管理相关培训，借力计生服务网格化管理模式，宣导健康生活方式，协助健康管理师做好"两网"等健康管理工作，既提升了计生工作人员的被认同感、提高了其工作积极性，也进一步提升了基层医疗卫生机构的承接能力，使健康管理服务向家庭延伸，促进了卫生计生工作的深度融合，助力厦门"慢性病先分，三师共管"分级诊疗工作向纵深发展。目前厦门市计生员通过培训成为健康管理员的有921人，2016年计划再培训1000人。

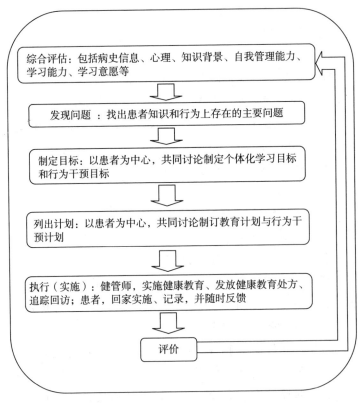

图3　健康管理师管理干预流程

3. "三师共管"模式下的分级诊疗路径

厦门市通过"三师两网"，打造慢性病分级诊疗的框架，其中健康管理师队伍的建设是慢性病分级诊疗队伍的重要支撑，以此为基础，厦门市形成了具有特色的分级诊疗路径。"三师共管"的分级诊疗基层首诊患者就医管理路径如下。

第一步，基层首诊患者（糖尿病患者、高血压患者）在知情同意的情况下签约入网，加入"糖友网""高友网"，在签约入网的这一过程中，患者的病史被采集，并进行个体化健康评估。①

第二步，三甲医院专科医生对入网患者进行诊断，评估并发症，制订个体化治疗方案。全科医师和健康管理师配合对患者进行日常管理。全科医生监督治疗方案执行情况，并对可能的情况进行诊治。健康管理师主要负责健康教育、日常随访等工作。

第三步，当患者经过评估需要到三级医院诊治，专科医生可以直接收住院或者开展门诊治疗；当患者症状控制不佳，或者恶化，病情超出全科医师诊治能力时，亦可联系专科医生将病人上转至三甲医院。

第四步，患者经过三级医院专科医生诊治后，病情得到控制，症状稳定后，符合转诊条件的，将转入患者所辖的基层社区卫生机构，由全科医师和健康管理师配合进行患者的日常管理和病情监测（详见图4）。

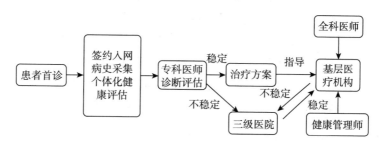

图4　"三师共管"分级诊疗路径

（二）打造医疗服务平台，提升基层服务能力

为了构建适应分级诊疗的医疗服务体系，厦门市主要开展了三方面的工作：一是打造医疗服务平台，实现大医院与社区医疗机构的医疗服务对接；二是完善基层医疗服务网络，采取综合措施提升社区医疗服务能力；三是改革社区薪酬制度，建立绩效体系，调动基层积极性。

1. 促进优质医疗资源下沉，助力社区医疗服务平台建设

（1）在三甲医院建立社区医疗管理部，与基层社区医疗机构对接

---

① 个体化健康评估主要包括体格检查、血常规、尿常规、大生化、心电图、腹部彩超、糖化血红蛋白、尿微量白蛋白、眼底检查、周围神经病变筛查及相关评估等。

在医院层面,厦门市通过建立分级诊疗平台,实现与基层对接。建立医联体的三甲医院均设立"社区医疗管理部",主要行使针对社区的行政管理职能和业务指导管理职能,成为联系大医院及所属社区及指导基层开展分级诊疗的重要桥梁。部分医院还专门设立了"客服中心",履行双向转诊、基层预约专家号源等职能,为分级诊疗的顺利推进,实现"上下联动"发挥了重要的纽带作用。

(2)鼓励专科医生下基层,构建新的医疗服务格局

开展"两带"行动:通过大医院的医生下基层,将稳定期慢性病患者、初诊明确的慢性病患者等带到基层;同时,将基层全科医师的医疗技术水平、服务能力带起来,尤其是将慢性病的诊疗规范和对危急重症、严重并发症的早期识别能力提升起来。《进一步推进慢性病分级诊疗试点改革实施方案的通知》(厦府办〔2015〕7号)(以下简称《实施方案》)提出,鼓励大医院专科医师到基层服务,推动大医院慢性病普通门诊下移到基层;依托慢性病分级诊疗信息化管理平台,由专科医生提供专科化医疗和指导服务;进一步完善和推广"中医专家下社区、中医专家社区师带徒"等"强基层"措施;完善落实市属公立医院及二级以上行业管理医院的医师(含医技科室医师)晋升高级职称前到基层服务的政策。

(3)进一步放宽医师多点执业,实现优质医疗资源下沉

《实施方案》指出,符合条件的执业医师经所在医疗机构备案、市卫生计生委注册后,可以在本市基层医疗机构多点执业;鼓励各级各类医院帮扶护理院、养老院内设医疗机构提高医疗水平,方便老人就医;鼓励符合资质的退休医师在居住地开办诊所,或利用业余时间到居住地附近医疗机构(含社会办医机构)坐诊,服务当地居民;鼓励符合资质的社会办医机构纳入基层医疗卫生服务网络,为居民提供医疗服务。

2. 通过完善基层医疗服务网络,采取综合措施提升社区医疗服务能力

(1)强化和充实基层卫生医疗服务网络

《实施方案》提出,建立和完善以社区卫生服务中心(镇卫生院)和村卫生室为基础的基层医疗卫生服务网络;落实《厦门经济特区基层卫生服务条例》,根据服务需要,在一定区域内合理增设社区卫生服务机构,鼓励社会办医机构参与社区医疗卫生服务,加快基层医疗卫生机构标准化建设,加强人才、中医药、适宜技术、仪器设备、信息化平台等要素配置;有条件的社区卫生服务中心可按规范设置慢性病康复病房,

以方便辖区患者的住院需要及三级医院病情稳定患者的社区康复需要。

（2）培养全科医生、健康管理师，加强基层人才队伍建设

《实施方案》提出，加强基层全科人才的培养、引进和使用；通过政府购买服务等方式，缓解公立基层医疗机构人员不足等问题；充分发挥国家在厦门市设立的全科医师培训中心作用，加快培训全科医师；社区全科医师每年应安排一定时间到上级医院慢性病相关专科进行轮转培训；进一步加大健康管理师培训力度，从基层医疗卫生机构等在职医务人员（护士、中医师、营养师、公卫医师等）中遴选人员，经过健康管理师培训后从事辖区居民健康管理工作。

（3）大力推行全科医生基层签约服务

《实施方案》提出，鼓励以家庭为单位与社区全科医生签订服务，签约服务费按年收取，由医保基金、基本公共卫生服务经费和签约居民个人共同分担；在充分考虑居民接受程度基础上，对不同人群实行不同的签约服务项目与服务费标准；为确保有序实施慢性病分级诊疗，在推行全科医师基层契约服务的同时，针对符合条件的慢性病患者建立"三师共管、上下联动"的签约服务关系；建立健全社区医生有效签约考核指标体系和激励机制，根据有效签约数，给予签约服务费。

厦门市推行的"全科医师家庭签约服务"有别于其他试行家庭医师签约服务的地区。家庭签约人群的选择，是从"两病"入手，以"三师共管"为标准，将这部分人的家庭纳入签约服务范围。这种签约模式的优点是：第一，纳入精细化、个性化管理的入网签约病人，对社区医师、健康管理师等提供的诊疗和健康管理服务，已深有体会，病人依从性好；第二，"两病"家属本身也属于此类疾病的高危人群，与这类家庭签约，将比与普通家庭签约更具有针对性，有利于慢性病的早期预防、健康教育和干预。

3. 改革薪酬制度，建立绩效体系，调动基层积极性

（1）改革社区卫生机构薪酬制度，创新实施"全额单位，差额管理"，提高基层医疗机构工作积极性

2014年厦门市财政局和卫计委联合发文对社区卫生组织实行"全额单位，差额管理"政策，对社区卫生服务中心的薪酬制度进行改革，维持社区全额拨款单位的性质不变，但实行差额单位的绩效工资制度，加大绩效工资的激励力度，鼓励社区承接病人，释放社区医疗服务中心积极性和工作热情，提高基层社区医疗机构工作积极性。

（2）探索以慢性病控制满意度为标准的绩效考评办法

厦门市在分级诊疗实行过程中，鼓励社区卫生组织探索新的绩效考评办法。鼓浪屿社区卫生中心围绕社区慢性病管理进行创新，改革以往过度追求医疗收入的考核体系，试行以慢性病控制满意度作为奖励性绩效发放参考标准，除入户建档补贴（10 元/户）之外，根据慢性病管理考核结果制定慢性病管理补贴，其中病情控制稳定的按照 10 元/月·人，病情控制一般的按照 5 元/月·人发放补贴，病情控制差的不发补贴。与此同时，每月在专科医生指导下组织一次病例讨论，由考核组通过电话进行随机回访，根据资料的真实性和患者的满意度考核健康管理师并按比例发放补贴。一般做得较好的健康管理师（由护士兼任，通常是下班时间入户做管理服务工作）可以管理 100 个左右病人，如果服务对象慢性病控制效果好，仅这项绩效收入就可达 1000 元左右。

（三）通过约束激励手段促进大医院功能定位回归

厦门市为了顺利实施分级诊疗制度，对医院相应进行了约束与激励。

1. 严控大医院床位数

按照国家卫计委要求，厦门市在"十二五"期间，岛内公立三级综合医院床位数不再增加，控制医院盲目扩张。此外，将慢性病分级诊疗工作质量纳入医院长年度目标考核项目，鼓励大医院根据分级诊疗需求调整内部分配制度。

2. 调整大医院服务价格体系，促进分级诊疗

在医院激励方面，改革现行公立医院补偿和价格机制，取消三级医院门诊工作量定额补助，进一步上调三甲医院诊察费收费标准，提高三甲医院急诊科、专家门诊诊察费，提高"多学科会诊""远程会诊"收费标准，鼓励多学科会诊，降低公立医院大型检查收费标准，引导大医院不再过分追求门诊规模的增加，使三甲医院回归对疑难重症诊疗的功能定位。

（四）分级诊疗体系综合配套措施

1. 调控医保政策靶向，促进分级诊疗

厦门市《实施方案》提出建立健全差别化医保支付制度，并就分级诊疗提出以下调控政策。

第一，发挥医保对就医行为的引导作用，以高血压、糖尿病等慢性

病管理为突破口，探索按病种打包、上下联动的办法。

第二，提高基层医疗卫生机构的门诊医疗费用总额控制指标，结算时实行向基层倾斜政策，以提高基层医疗卫生机构接诊慢性病患者的积极性。参保人员按照分级诊疗规范要求，实行差别化的医保结算政策。

此外，厦门市还探索将医疗联合体作为医保支付单位，总额包干预付，集团内部调整。三甲医院在门诊设立"全科门诊"，试行全科门诊打包付费；医院－社区入网糖尿病、高血压病人打包总额预付费。对在基层医疗机构就诊的参保对象实行500元的统筹基金免费支付的优惠措施，这部分基金还可用于支付健康体检、中医适宜技术费用及开具中草药。医保对社区医疗服务中心实行据实结算，提高医保定额，释放社区医疗服务中心的接诊积极性。

2. 建设财政激励分级诊疗制度，调整价格引导医院分流病人

第一，实行差别化的财政补助政策及分级分类补助办法，财政投入重点向基层医疗机构倾斜，确保基层医疗机构正常运行和发展。

第二，改革基层医疗机构收入分配政策，提高基层医务人员收入水平，进一步完善绩效工资制度和基层医疗机构奖励激励机制，提高在职员工按工作总量、工作质量等所提激励性收入在总收入中的比重，进一步调动基层医务人员的工作积极性。

第三，调整财政补助方式与结构，对公立医疗机构建立与慢性病分级诊疗改革绩效考核结果挂钩的财政补助机制。调整三级公立医院普通门诊工作量补助为专项补助，引导三级公立医院将诊断明确、病情稳定的慢性病患者和一般常见病患者向基层医疗机构转诊。建立和完善基层医疗机构首诊责任制，鼓励基层医疗机构提供更好的服务。

第四，实行差别化价格政策，取消基层医疗卫生机构执行"一般诊疗费"的价格政策，设立"诊察费"项目，其他服务项目按实际发生的情况收费。调整公立医院诊察费、护理费等收费标准，适当降低公立医院大型医学检查收费标准。

3. 采取配套措施建立患者基层就医引导机制

厦门市除制定医保、财政、价格这些配套政策以外，还采取系列配套措施引导患者到基层就医。

第一，制定、调整基层医疗卫生机构用药目录。基层医疗卫生机构可根据业务发展情况，使用基本药物和一定比例的医保目录内其他药物。

同时，在二级及以上医院推行使用一定比例的基本药物。

第二，制定出台慢性病分级诊疗制度、双向转诊标准，适时调整适合基层的慢性病诊疗目录，明确基层医疗机构的就诊范围，进一步规范各级医疗机构诊疗行为，合理引导广大群众就医。

第三，《实施方案》提出，三级公立医院逐年增加基层协作医疗卫生机构慢性病专科门诊预约转诊号源，建立预约转诊"绿色通道"。通过使患者享受三级医院专科门诊、专家门诊便捷预约服务，引导患者采取基层转诊和预约转诊的方式。

综上所述，以"三师两网"为核心，以上下联动为主线，辅以综合配套措施，厦门市已形成了具有特色的分级诊疗政策体系（如图5所示）。

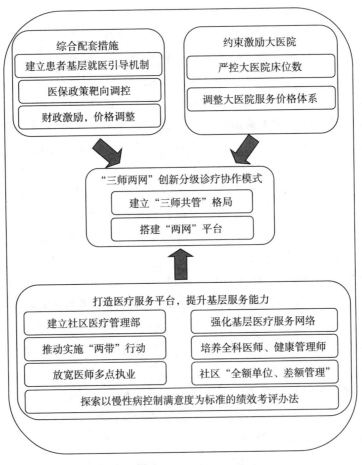

图5 厦门市分级诊疗政策体系

四 阶段性的成效和需要进一步研究解决的问题

（一）阶段性的成效

1. 厦门市分级诊疗改革实现了平稳导入

厦门市首先通过慢性病管理来开展分级诊疗，达到了"以柔克刚，润物无声"的效果：一方面，以大医院和专科医生为依托提升了基层的服务水平和诊疗能力；另一方面，社区医院与患者之间的信任机制逐渐建立起来，患者由被动转诊转变为主动到基层就医。整个实施过程以全科医生、专科医生和健康管理师为纽带，实现了大医院和社区医院的有效衔接。厦门市的做法具有很强的可行性和可操作性，实现了分级诊疗政策的平稳落地。

2. 通过分级诊疗推动专家下基层，基层诊疗水平逐步提高

厦门市通过"三师共管"实现了对医疗服务的精细化管理。目前，厦门市已组建近 200 支"三师组合"团队，共有"两病"专科医师 257 人，全科医师 357 人，健康管理师 138 人。[①]

公立医院专科医师下基层指导、带教，提升了社区医生的诊疗能力和服务水平。目前厦门市共有 38 家公立基层医疗机构，共计 121 位专家下沉社区，其中一半以上是以糖尿病、高血压等慢性病为主专业的专家。[②] 医院专科医生下沉到基层医院，不仅对病人进行诊治，还对社区医疗服务中心的全科医生进行培训及技术指导。随着基层医生诊疗能力和技术的提高，患者对基层医疗机构的信任逐渐建立起来，以此形成一个良性的循环，为分级诊疗的扩面打下了坚实的基础。

通过一系列改革措施，厦门市社区卫生机构的诊疗水平和能力逐渐提高，到基层就医的患者明显增加。2014 年上半年与 2013 年上半年相比，全市基层医疗机构诊疗数从 1227840 人次增长至 1763438 人次，同比增长了 43.62%；35 岁以上门诊首诊测血压数从 68103 人次增长至 113741 人次，同比增长了 67.01%；随访管理高血压患者次数从 93561 人次增长至 181190 人次，同比增长了 93.66%；随访管理糖尿病患者次数从 28904

---

① 数据由厦门市卫生计生委提供。
② 数据由厦门市卫生计生委提供。

人次增长至 68187 人次，同比增长了 135.91%（见图 6）；2014 年医院和社区一体化共管的高血压病人有 197605 名、糖尿病病人有 72684 名，分别增长 93.66% 和 135.91%。①

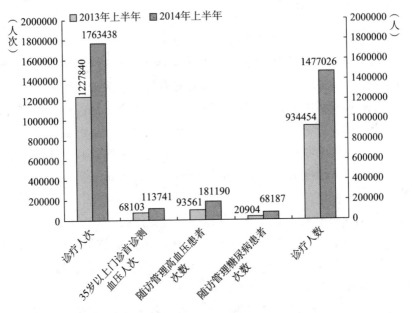

图 6 厦门市基层医疗卫生机构 2014 年上半年与 2013 年上半年主要业务同比情况

3. 实现了让群众就近享受优质医疗服务的改革目标

"三师共管"模式使全科医生、专科医生、健康管理师与患者形成了良性的互动，有效地控制了患者的病情。经对莲前社区卫生服务中心所管理的 600 名糖友进行半年干预效果评估发现，入网前后空腹血糖和糖化血红蛋白的控制达标率分别从 13.4%、17.3% 提高到 57.4% 和 64.8%。②

4. 大医院定位逐渐明晰，专注于疑难重症，实现了角色的回归

通过分级诊疗，厦门逐渐引导公立医院将诊断明确、病情稳定的慢性病患者向基层医疗卫生机构转诊，使公立医院将医疗资源更多投向"急危重症"的诊治，明晰了大型医疗机构的定位，保证了优质医疗资源的高效利用，实现了大医院角色的回归。

---

① 数据由厦门市卫生计生委提供。
② 数据由厦门市卫生计生委提供。

　　从 2012 年到 2014 年，大医院每年分别减少高血压病人就诊人次 63.8%、34.6%、30.5%，基层医疗机构每年分别增加高血压病人就诊人次 22.3%、48%、51.8%（见图 7）。大医院每年分别减少糖尿病病人就诊人次 65.6%、53.1%、52%，基层医疗机构每年分别增加糖尿病病人就诊人次 14.7%、24.5%、26%（见图 8）。①

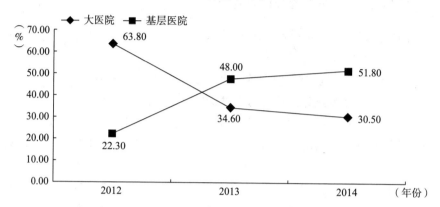

图 7　2012~2014 年高血压大医院、基层医院就诊人次变化

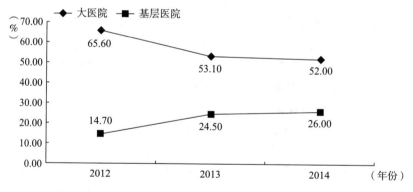

图 8　2012~2014 年糖尿病大医院、基层医院就诊人次变化

5. 通过分级诊疗，居民转变了对社区卫生服务的态度，急盼扩大慢性病管理服务的范围，呈现良好的发展势头

　　厦门市具有特色的分级诊疗路径，减轻了医疗费用负担，改善了居民的就医体验，转变了居民的就医态度。据测算，高血压患者在大医院次均就诊费用为 181.29 元，在社区为 76.05 元；糖尿病患者在大医院次

---

　　①　数据由厦门市卫生计生委提供。

均就诊费用为174.14元，在社区则减少为86.18元。2014年上半年高血压治疗费用同比减少了922万元，糖尿病治疗费用同比减少了346万元。[①] 由此可见，分级诊疗明显减少了"两病"的医疗费用，也减轻了患者的负担。

（二）厦门市分级诊疗的特色

调研发现，厦门市分级诊疗政策体系具有强基层、促健康、可持续的特色，主要体现在以下几个方面。

1. 分级诊疗从打造社区平台开始，具有强基层的特色

厦门市出台系列分级诊疗政策夯实基层医疗卫生机构基础，促进大医院专科医生下沉；强化和完善基层医疗卫生服务网络，合理增设社区卫生服务机构，推动基层医疗卫生机构标准化建设，设置慢性病康复病房；培养基层专业人才，培训全科医师，遴选培训慢性病健康管理师；同时，出台政策对大医院进行约束和激励，并鼓励专家下基层，促进大医院专科医生下沉到基层医疗卫生机构。分级诊疗举措起到了单纯提高社区服务能力措施所起不到的作用，具有鲜明的强基层特色。

2. 以慢性病控制为终极目标，具有促健康的特色

厦门市分级诊疗制度并不仅仅满足于分诊，对病人进行分流，还让基层医疗服务机构对居民的健康负起责任来，对居民进行健康教育，提供慢性病全程服务及慢性病诊治常识和信息，让居民拥有慢性病自我管理意识，对其进行个性化和精细化的管理。

3. 这种分级诊疗路径和做法具有较好的可持续性

厦门市分级诊疗不是通过行政手段强制推行，而是引导大医院专科医生下沉到基层医疗卫生机构，提升基层医院服务水平，激励、约束大医院，使大医院专注于疑难重症。居民对分级诊疗认可度高，自觉自愿加入分级诊疗体系，并有进一步扩面的诉求。与此同时，通过分级诊疗引导患者在基层看病，能够缓解大医院的压力，减轻患者的负担，缓解医保压力，这就步入了良性循环通道，具有可持续性。

（三）需要进一步研究解决的问题

推进分级诊疗，涉及对现有医疗体系格局的调整。目前来看，厦门

---

① 以随访管理次数为基数进行测算，数据由厦门卫生计生委提供。

分级诊疗的政策体系基本形成，具有较好的可持续性。但是，由于利益格局调整有一个过程，新的机制建立完善也相应需要一定时间，所以还有一些深层次和带有普遍性的问题需要进一步深入研究，主要有以下几点。

1. 针对大医院的长期牵引动力机制问题

目前，厦门市实行的分级诊疗牵引机制主要是对双向转诊的财政补贴和对专科医生下基层的各项补助，是过渡性政策。由于厦门外来就医人员较多，目前三甲医院就诊人数无大幅变化，对三甲医院收入没有明显影响。但是，随着分级诊疗病种的增加，预期大医院的医疗服务会相应减少，那么大医院配合分级诊疗的动力何在？专家下基层的牵引力又在哪儿？下一步应研究解决大医院支持分级诊疗的长期牵引动力机制和引导专家下基层的制度化问题。

2. 与居民需求相适应的基层人员配备和激励机制的可持续问题

根据调研，社区正在以加大健康管理师招募和培训力度来满足居民的需求，未来对健康管理师的需求将会进一步增大，目前健康管理师主要由基层医疗机构的护士来承担。未来健康管理师的职能定位、岗位管理、职业规划等问题亟须研究解决。与此同时，基层医疗机构及人员绩效评价体系也需要相应建立和完善，以此来调动基层的积极性，推进慢性病分级诊疗的深入开展。

3. 扩大纳入分级诊疗的慢性病病种问题

为适应病人对社区医疗服务的需求，应进一步扩展慢性病的服务范围。慢性病服务范围扩展涉及三个方面的问题：一是医生，即"三师"团队配备；二是药物，现有基层的基本药物尚不能满足患者的医疗服务需求，应研究扩大基层的基本药物目录；三是管理机制，即慢性病的管理标准和服务流程的建立。此外，随着慢性病管理人数的增多，健康管理师不太可能直接管理全部病人，如何建立患者之间的互助机制也是值得探讨的问题。

4. 财政支持的长效化和制度化问题

随着分级诊疗制度的推进，病种扩面，大医院可能出现政策性亏损，那么大医院的这部分亏损政府如何来补贴，补贴的测算标准和幅度如何确定，如何建立财政的长效化投入机制都是需要研究解决的问题。

5. 医保政策的跟进和付费制度的创新

厦门市"三师共管"签约服务费目前主要由财政来解决，未来随着分级诊疗的推开，医保在分级诊疗制度中的功能定位、投入方向、支付标准也需研究解决，并处理好价格、财政和医保之间的协同问题。

6. 分级诊疗格局下，公立医院与民营医院的协作竞争问题

厦门市实行分级诊疗，率先在公立医院和社区卫生组织之间建立服务网络是必要的。未来如何吸收社会资源进行慢性病管理，如何使民营医院参与到整个分级诊疗的体系中来，与公立医院形成协作体系，并采取一定的方式形成民营医疗机构与公立医疗机构的良性竞争机制也是有待解决的问题。

五 厦门经验的推广价值及进一步推动分级诊疗改革的建议

（一）厦门经验的推广价值

1. 厦门改革过程中利益相关者反映较好，患者和居民受益其中，积极参与

就目前厦门的改革来看，各利益相关者反映较好，特别是患者和居民受益其中，由过去政府要改革，现在变成了患者呼吁和积极参与改革，并要求进一步扩大慢性病管理病种。群众由过去我们担心的改革阻力变成了改革推动力，这个转化具有重要的政治和社会意义，使我们对这样的改革有了重新认识和重新评估的机会，并能很好地去总结和借鉴。

2. 厦门分级诊疗的做法是柔性改革的代表，具有较好的复制、推广潜力

厦门"急慢分治，慢性病先行；上下一体，三师共管；柔性改革，多方共赢"的改革路径丰富了我国分级诊疗的改革模式，特别是采取以制度建设为基础，以机制设计为关键，以引导、鼓励而不是"一刀切"的行政命令办法推进改革，可以看作柔性改革的代表，具有较好的可复制及可推广的潜力。

3. 厦门的改革体现出举轻若重、重点突破的改革思路，也值得推广和借鉴

厦门在分级诊疗过程中，重在体系建设、统筹规划、分步实施，各项政策成龙配套，互相促进，把群众需要的一两种慢性病的管理服务当作全局的大事来抓，真正实现个性化、精细化的管理。举全市的力量，聚焦在群众最常见、最需要的几种慢性病上进行管理和服务，这种举轻

若重、重点突破的改革思路值得推广和借鉴。

4. 厦门的改革对于实现保基本、强基层、建机制的改革目标具有很强的示范意义

厦门以分级诊疗为契机，大力充实提高基层医疗服务能力，实现了强基层的目标；将分级诊疗作为强基层的重要抓手，对于全面实现保基本、强基层、建机制的改革目标具有很强的示范意义。

5. 厦门的改革实践对于谋划新时期卫生发展改革规划和实现健康中国的目标都具有深入研究和挖掘的价值

厦门的分级诊疗不仅满足于基层首诊、双向转诊，更把预防和治疗、治疗和康复、分级诊疗和健康促进有机结合起来，有效降低了慢性病治疗的费用，提高了慢性病管理的成效。慢性病管理达到了一因多果、良性循环的效果，对于谋划新时期卫生发展改革规划和实现健康中国的目标都具有深入研究和挖掘的价值。

鉴于目前厦门实施分级诊疗的时间尚短，所纳入管理的病种不多，一些长期的效果有待于跟踪评价，一些深层次的问题还需要进一步研究解决。期待厦门在总结阶段性成果的同时，能够不断完善分级诊疗的各项政策，特别是强基层和上下联动的长期机制和配套支持政策，把改革不断引向深入。

（二）关于在全国推进分级诊疗改革试点的建议

1. 充分认识分级诊疗改革的重要作用，并以此为抓手优化医疗体系结构，调整区域医疗资源配置

厦门的改革实践表明：分级诊疗制度牵一发而动全身，对医改全局具有重要的引领作用；通过分级诊疗可以有效遏制患者流、资金流和人才流向上集中的趋势，缓解医疗资源在各级医院中配置不均的现象；分级诊疗客观上将对区域医疗资源配置提出具体明确的标准和要求，有利于调整和优化区域资源配置。因此，应进一步提升分级诊疗在整个医改中的作用，把这项工作摆在更加突出的战略地位加以研究和部署。

2. 公立医院改革试点和非试点地区都应开展分级诊疗工作

厦门的试点表明，单个区域做好分级诊疗工作无法解决异地无序就医问题，只搞几个点，分级诊疗的整体效果就要打折扣。这对试点地区居民也不尽公平。由于这项工作具有全局性和联动性，既涉及区域之间的就医问题，又涉及三医联动的问题，因此建议尽快扩大分级诊疗的试点范围，特别是在研究制定"十三五"规划时，应将分级诊疗纳入整体规划，在全国开展分级诊疗试点工作，这样才能从宏观上达到改革的规模效应。

3. 开展分级诊疗应该充分发挥大医院的积极性和主导性

过去曾认为，开展分级诊疗基层首诊是重点，分级诊疗应从基层抓起。厦门在探索推行分级诊疗过程中，最终选择以大医院为龙头，发挥大医院专家的"两带作用"，把技术和患者带到基层，取得了很好的效果。根据厦门经验，分级诊疗应该更加强调大医院的作用，充分发挥大医院的积极性和主导性，从大医院做起，这样才能找准方向，找到破解之道。

4. 基层医疗机构能力建设、基层医务人员的绩效管理、基本药物的配备和信息化支撑是分级诊疗的前提条件，应同步推进，缺一不可

厦门经验表明，采取综合措施提高基层医疗水平，让患者就近享受优质医疗服务是开展分级诊疗的第一要务。厦门基层医务人员利用休息时间挨家挨户上门服务的做法，若没有相应政策激励是无法想象的，也是不合理的。因此，应该破除"一刀切"的绩效工资方式，采取多种途径调动医务人员的积极性。基层药物配备，是患者最为关心，也是最现实的诉求，如果大医院无法做好相应的衔接，基层医疗机构无法配备相应的药物，分级诊疗就无从谈起。信息化也是不可或缺的组成部分，分级诊疗实质上是连续的、有管理的医疗，客观上要求信息共享。只有具备了这几个前提条件，基层分级诊疗平台才可能正常运转。

5. 适宜的医保、财政和价格政策是推动分级诊疗制度进入良性循环的必要配套措施

根据分级诊疗的工作需要，应系统调整医保、财政和价格等政策，促进大医院功能回归，重点做疑难重症的诊治，同时促进基层医疗机构医疗服务能力的提升，吸引患者到基层就医，只有这样，才能形成新的良性循环。

中国卫生管理研究

2016 年第 1 期　总第 1 期

第 39~62 页

退休者免缴费的问题：中国医保体系的制度设计、激励机制与可持续发展[*]

顾　昕^{**}

　　摘　要： 退休者免予缴费而享受参保者待遇，是城镇职工基本医疗保险长期形成的基本规则之一。可是这一规则对医保覆盖面拓展、筹资公平性、给付可持续性和可携带性，带来了负面影响。政府即将开展废止这一规则的政策研究，但这一政策导向遭遇民意反弹。可行的改革之道，并非在退休者如何缴费上就事论事，而是废止城镇职工医保，走向准全民公费医疗。唯此，基本医疗保障体系才能一劳永逸地解决老龄化问题，重构激励机制，实现可持续发展。

　　关键词： 退休者免缴费　医保缴费年限　城镇职工医保全民公费医疗

　　2016 年新年伊始，正当全中国的政策精英们都在为供给侧改革而殚精竭虑之时，中国医疗的需求侧却意外引爆了一个令全民哗然的议题，这就是退休者医保缴费新政。2015 年 12 月 16 日，财政部部长楼继伟在《人民日报》上发表署名文章《建立更加公平更可持续的社会保障制度》，

　　＊　本文系国家社科基金重大项目"中国特色现代社会福利制度框架设计研究"
　　　　（15ZDA050）的阶段性成果。

　＊＊　顾昕，北京大学政府管理学院教授，北京大学政治发展与政府管理研究所高级研究员。

其中在"改革医疗保险"的部分提及"研究实行参加职工医保的退休人员缴费政策"。① 2016 年 1 月，楼继伟在《求是》2016 年第 1 期刊文，纵论"十三五"期间中国经济社会制度诸多方面的改革，其中在有关社会保障体制改革的部分提出，"改革医疗保险制度，建立合理分担、可持续的医保筹资机制，研究实行职工医保退休人员缴费政策"。② 这两篇内容广泛的文章经过官方媒体的报道之后，其余部分舆论反响很小，而退休者医保缴费这一政策导向性宣示，引起轩然大波，真可谓一石激起千层浪。1 月 22 日，国家人力资源和社会保障部在例行新闻发布会上回应了这个话题，人社部新闻发言人李忠澄清说："这里提出的是要研究实行职工退休人员医保缴费参保的政策。下一步我们会按照五中全会的精神，认真地开展研究，将广泛听取社会各界意见，综合分析考虑各种因素的基础上，适时提出政策建议。"③

然而，这一新政还未孕育，不仅社会反对之声绵延不绝，④ 而且在体制内也引发了不同意见。据《新京报》2016 年 2 月 20 日报道，"全国人大财经委副主任委员乌日图在第二届全国社会保障学术大会上发表主旨演讲时表示，在当前制度下，由于退休人员在职时已经缴费支付了当时的退休人员的医疗费用，因此，让退休人员继续缴纳医保，相当于让他们承担了双重责任，这是不大公平的"。⑤ 乌日图曾任原国家劳动和社会保障部医疗保险司司长，是医疗保险的资深研究者，他的观点在社会政策学者中亦有一定的代表性。在 2016 年两会期间，退休者医保缴费成为两会代表热议的话题之一，全国政协常委、原卫生部副部长黄洁夫在接受媒体采访时也表示，让退休人员缴纳医保，有失公平也不合理。由于没有达成共识，"研究实行职工退休人员医保缴费参保政策"这一提法，没有出现在 3 月 17 日晚新华

① 楼继伟：《建立更加公平更可持续的社会保障制度》，《人民日报》2015 年 12 月 16 日，第 7 版。
② 楼继伟：《中国经济最大潜力在于改革》，《求是》2016 年第 1 期，第 24～26 页。
③ 新闻发布会内容参见国家人力资源与社会保障部政策研究司官方网站，http://www. mohrss. gov. cn/gkml/xxgk/201601/t20160127_232565. htm。
④ 对于职工退休者医保缴费新政反对声浪高涨，笔者暂且根据直觉经验加以判断，并且相信这一判断贴近事实，也相信这一事实判断能获得读者的认可。不消说，更为科学的判断，可以通过对相关新闻跟帖文本的大数据分析加以确认，而这一分析耗时耗力。本文无法等待科学的确认，但相信直觉经验的判断与科学确认的结果相距不远。
⑤ 吴为：《全国人大财经委副主任委员：当前制度下让退休人员缴医保不公平》，参见《新京报》官方网站，http://www. bjnews. com. cn/news/2016/02/20/394603. html。

社授权发布的《国民经济和社会发展第十三个五年规划纲要》之中，取而代之的是"完善医保缴费参保政策"这种笼统的提法，有视情况再定之意，仍然给未来重启相关政策研究留出了空间。①

　　众所周知，中国的基本医疗保障体系由三大社会医疗保险所组成，即城镇职工基本医疗保险（以下简称"城镇职工医保"）、城镇居民基本医疗保险（以下简称"城镇居民医保"）和新型农村合作医疗（以下简称"新农合"）。在城乡一体化的进程之中，城镇居民医保和新农合正合并为居民医保。可以预期，在"十三五"期间，中国的基本医疗保障体系将由两大社会医疗保险组成，即职工医保和居民医保。

　　退休者医保缴费的问题，仅与职工医保有关，而与居民医保无关。无论是面向城镇居民还是面向农村居民，无论是否城乡一体化，居民医保的所有参保者无论老幼均须缴费，只不过在某些地方不同年龄参保者的费率有所不同而已。退休者免于缴纳医保费的情形只发生在城镇职工医保之中。这是城镇职工医保制度建立之初就已确立的一项规则，后载入《中华人民共和国社会保险法》，成为一项法定制度。这一制度设计有其合理的历史考量，却对医疗保障体制运行的公平与效率造成了不利的影响，对其覆盖面的扩大，筹资的公平性，给付的可持续性、可携带性（即医保关系转移接续）造成了诸多阻碍。

　　事实上，对于退休者免医保缴费所带来的负面后果，社会政策学界早在21世纪初就开展了研究，并提出了可能的改革之路。基本上，对这项规则的改革，有两种意见：一是基于保险精算的技术，研究最优医保缴费年限，以探索延长参保者最低缴费年限的可能性；二是废止退休者免于缴费规则，将城镇职工医保彻底转型为一种现收现付的社会保障制度。很显然，经过一段时间的酝酿，第二种意见在政府决策层得到了积极的回应，于是退休者医保缴费新政在"十三五"期间正式被提上了社会政策的议事日程。然而，由于学界研究的内容不为外界所知，也由于政府对于新政的缘由缺乏必要的解释，再加上其他社会保障改革措施（如退休年龄延迟）所造成的舆论环境以及新媒体传播所特有的短平快特质，社会各界对于退休者医保缴费新政缺乏理解，相关评论（尤其是网络评论）失之简单化、情绪化和平面化，也就在所难免。

①　参见郭晋辉《争议激烈！"退休人员缴纳医保"淡出十三五规划纲要》，第一财经网，http://www.yicai.com/news/2016/03/4763564.html，2016年3月18日。

本文将对相关问题以及相关研究成果进行回顾，并在此基础上提出一个新的基本医疗保障体系改革之道，即建立准全民公费医疗制度。这一新的设想，一方面将一劳永逸地解决现行基本医疗保障体系中存在的诸多问题，包括退休者免缴费问题；另一方面也可从公平和效率两方面提升基本医疗保障体系的绩效，从而缓解民众对医疗保障的焦虑感，甚至化解由此而生的社会戾气。当然，新设想的实现，需要国家财政能力的保障，更需要政府推动新福利国家建设的政治决断力。

一 城镇职工基本医疗保险的免缴费规则：历史遗产与制度设计

退休者免予医保缴费，是城镇职工医保建立之初所确立的一项规则。1998 年 12 月 14 日颁布的《国务院关于建立城镇职工基本医疗保险制度的决定》（国发〔1998〕44 号）规定："退休人员参加基本医疗保险，个人不缴纳基本医疗保险费，对退休人员个人账户的计入金额和个人负担医疗费的比例予以适当照顾。"① 这就意味着，不论缴费年限长短，参保者退休之后的医疗保障待遇都一样，这显然会在参保人之间造成不公平。于是，部分地区很快就开始设置医保最低缴费年限，之后这一做法在全国推开，并且在 2010 年 10 月 28 日颁布的《中华人民共和国社会保险法》中得到确认。

退休者免缴费制度设计的初衷，是对退休人员的医疗保障给予一定的优惠，这一点从文件文本的措辞中就能感受出来。这一优惠是中国社会保障转型时期历史背景的一种反映。在计划体制时期的单位社会主义福利体制之中，企业单位职工享有近乎免费医疗的"劳保医疗"，行政事业单位职工则享受"公费医疗"，两者都无须职工本人缴费。当单位社会主义福利体制在市场化的进程中无以为继之后，以社会统筹为特征的城镇职工医保开始建立，并逐渐取代了单位福利体制中的医疗保障。② 在苏联式社会主义旧体制下，国家与职工实际上签订了一项社会契约，即国

---

① 参见《国务院关于建立城镇职工基本医疗保险制度的决定》（国发〔1998〕44 号），载《1999 中国劳动和社会保障年鉴》，中国劳动社会保障出版社，2000，第 123 页。

② Edward Gu, "Market Transition and the Transformation of the Health Care System in Urban China," *Policy Studies*, 22 (2001): 197 – 215.

家向职工支付较低的工资，但国家为职工提供终身就业和社会保障（包括医疗保障）。① 这种社会契约在所有苏联式社会主义国家都存在，只不过中国以单位福利制度作为落实这一社会契约的具体模式。② 在旧体制中，所有退休者已经履行了社会契约，因此要求他们在新建立的医保体系中缴费，一来属国家违约行为，二来其微薄的退休金也根本无力负担医保缴费，因此城镇职工医保在建立之初设立退休者免缴费的规则实属顺理成章。③

如果说由于既定的社会契约，退休者免缴费这一规则既适用于在制度转型之时已经退休的职工（即俗称的"老人"），也适用于在制度转型之时已经在职但尚未退休的职工（即俗称的"中人"），实属顺理成章的话，那么对于刚刚入职或尚未入职的职工（即俗称的"新人"），国家理论上可以与他们重新订立社会契约，毕竟这些"新人"与旧体制下的社会契约没有任何关系。然而，一方面，社会契约本身意味着退休者免缴医保费这一规则已经内化为社会普遍认可的一种观念和价值观，对任何人都适用，自然也适用于"新人"；另一方面，公共政策决策多具有反应性，即着重于应对当下的需求，政策制定者在多数情况下不大可能考虑到制度细节的未来影响。因此，退休者免缴费这一游戏规则就变成了"一刀切"的政策，适用于所有城镇职工参保者。

退休者在一定条件下免缴医保费的规则一直延续到今天，变成了一个典型的历史遗留问题。2011 年颁布的《社会保险法》第二十七条规定："参加职工基本医疗保险的个人，达到法定退休年龄时累计缴费达到国家规定年限的，退休后不再缴纳基本医疗保险费，按照国家规定享受基本医疗保险待遇；未达到的，可以缴费至国家规定年限。"④ 因此，退休者免缴费规则实际上由两条子规则组成。子规则一，参保者累计缴费必须达到"国家规定年限"，通称"医保缴费年限"规则；子规则二，在满足于规则一的情况下，参保者必须在达到法定退休年龄之后才能免于缴费。

① Edward X. Gu, "Dismantling the Chinese Mini - Welfare State: Marketization and the Politics of Institutional Transformation," *Communist and Post - communist Studies*, 34 (2001): 91 - 111.

② Linda J. Cook, *The Soviet Social Contract and Why It Failed: Welfare Policy and Workers' Politics from Brezhnev to Yeltsin.* Cambridge, MA.: Harvard University Press, 1993.

③ 城镇职工医保在建立之初只面向企业职工和退休者，后来逐步扩大到事业单位。这样，有关企业退休人员的规则也逐渐适用于事业单位中的离休人员。

④ 参见《社会保险法配套法规规章选编》，中国法制出版社，2011，第 4 页。

由此可见，退休者免缴费规则由最低缴费年限和法定退休年龄两项内容所组成。法定退休年龄是由养老保险政策所决定的。目前，中国的法定退休年龄基本上为男性 60 岁、女性 55 岁，明显过低，对社会养老保险和社会医疗保险的可持续发展都有显而易见的不利影响。延长退休年龄既成为业已确定的政策导向，也成为舆论议论的热点之一，其反对声浪亦十分高涨。法定退休年龄的延长对于医疗保险基金的运行也有着显著的影响，[①] 但限于篇幅，本文对此暂不详述。

医保缴费年限是城镇职工医保的重要规则之一。然而，虽为法定规则，但医保缴费年限的长短并非由中央政府所决定。缴费年限的确定，基本上是地方政府的职责，而究竟是哪一级地方政府的职责，则取决于城镇职工医保的统筹层次。尽管早在 2009 年 7 月，人力资源和社会保障部、财政部联合下发的《关于进一步加强基本医疗保险基金管理的指导意见》（人社部发〔2009〕67 号）就已明确提出了实现基本医疗保险地级市统筹的时间表，即"增强基本医疗保险基金共济和保障能力，提高基本医疗保险统筹层次，到 2011 年基本实现（职工医保、居民医保的）地级市统筹"，[②] 可是，这一目标并没有如期实现。城镇职工医保的统筹层次，在不同的地方依然大有不同，全国不少地区依然实行区县级统筹，一些地区实现了地市级统筹，极少数地区（主要是直辖市和个别幅员较小的省份）实行省级统筹。由于统筹层次全国没有统一，医保行政管理必定出现碎片型、地方化的格局，就本文而言，其不良后果之一就是导致最低医保缴费年限的规定五花八门。除省际差别之外，在同一个省内，不仅不同统筹地区之间有差别，而且不同身份的参保人员之间也有差别，从 15 年到 30 年不等。

有些地方（如上海、宁波等）参照基本养老保险连续缴费满 15 年后即可享受待遇的规定，将最低医保缴费年限也设定为 15 年。医疗保险的最低缴费年限是否应该与养老保险保持一致，这在医保工作者中产生了争鸣。[③] 但无论如何，更多地方出于各种考虑，最低医保缴费年限

---

① 何文炯：《退休政策与医疗保险基金》，《中国医疗保险》2012 年第 8 期，第 15 ~ 17 页。

② 参见《人力资源和社会保障部、财政部关于进一步加强基本医疗保险基金管理的指导意见》（人社部发〔2009〕67 号），载《2010 中国人力资源和社会保障年鉴》（文献卷），中国劳动社会保障出版社，2010，第 377 页。

③ 孙国桢：《职工医保退休人员最低缴费年限应与养老保险一致》，《中国医疗保险》2012 年第 8 期，第 18 页；沈华亮：《养老保险缴费年限不应等同于医保缴费年限》，《中国医疗保险》2012 年第 8 期，第 19 页。

的设定都多于 15 年。有些地方的最低医保缴费年限还有性别之差，例如武汉市最低医保缴费年限男性为 30 年、女性为 25 年、北京市男性为 25 年、女性为 20 年；而另一些地方则男女平等，如上海市男女都是 15 年，杭州市男女都是 20 年。此外，有些地方，如南京市，还对灵活就业人员参加职工医保附设了在退休前连续缴费年限不少于 10 年的规定。①

值得注意的是，对于前述的"中人"，其在国有企事业单位的既有工龄被定为"视同缴费年限"，计入医保缴费年限之中。因此，对于很多参保者来说，医保缴费年限由两部分组成，即视同缴费年限和实际缴费年限。对于视同缴费年限和实际缴费年限，各地的规则又有不同：多数地方认可视同缴费年限，但也有少数地方例外；相当一些地方将视同缴费年限和实际缴费年限连续计算，但也有一些地方对实际缴费年限设定了最少年份的规则，从 5 年到 15 年不等。②

除最低医保缴费年限有差别之外，全国各地在子规则一上还出现了两种其他类型的差别：其一，缴费年限究竟是可以累计计算还是必须连续计算；其二，参保者累计缴费年限已经达标但尚未达到法定退休年龄，是否可以不再参保而不影响其在退休后享受待遇。针对第一个问题，依据《社会保险法》，缴费年限为累计计算，这意味着参保者因故（如工作变动、非自愿性失业、学习进修、搬迁等）而中断参保，不影响其最低缴费年限的计算。可是，在实践中，许多地方执行的是"连续参保"的政策，即参保者如果因故断保，则必须将断保期间的参保费予以补缴，方能享受退休后的医保待遇。③ 由于补缴费的规则细节上又有差别，退休者免缴费规则本身出现了极为复杂的地方差异。针对第二个问题，即医保缴费年限已满但尚未达到法定退休年龄之时是否可以中断参保而不影响退休后的医保待遇，各地设定的规则同样是五花八门。

这些规则看起来琐碎，却并非无关宏旨，其对城镇职工医保乃至整

① 宋新玲、宋永怀、伍勤生：《设定城镇职工医保连续缴费年限的必要性》，《中国卫生经济》2013 年第 7 期（总第 365 期），第 27 ~ 28 页。

② 刘晓婷、杨一心：《基本医疗保险最低缴费年限研究》，《中国卫生经济》2010 年第 29 卷第 4 期（总第 326 期），第 17 ~ 20 页。

③ 傅鸿翔：《缴费年限政策的几点认识》，《中国医疗保险》2011 年第 11 期，第 22 ~ 25 页。

个基本医疗保障体系的运行，都会造成诸多不利的影响。

二 退休者免缴费规则与城镇职工基本
医疗保险的老龄化危机

退休者免缴费规则显而易见的后果之一，就是城镇职工医保参保者的老龄化及其对医保基金可能产生的支付压力。在中国，由于人口出生率的下降和寿命的延长，人口老龄化的趋势已经不可逆转。一般认为，医疗费用会随着人口老龄化而增多，这在国际学界中也曾是一个流行的看法，[①] 但有学者指出，这种看法是一种迷惑人的错误看法（即西语中的"红鲱鱼"），而对医疗费用的高低产生实质性影响的因素并不是人群预期寿命的绝对值，而是临终前接受医疗服务的时间长短。[②] 美国首屈一指的卫生经济学家约瑟夫·纽豪斯（Joseph New-house）基于经验研究和文献综述，曾提出过一个著名的命题，即医疗费用上涨的最主要推动力是技术变革，而老龄化的作用微不足道。[③] 但纽豪斯命题是否成立及其与医疗保障体系制度因素的关系，尚未得到充分验证。按常识推断，如果医疗保障体系对住院服务的保障水平较高，这会增加老年人对临终医疗服务（多表现为住院）的需求，从而会显著推高医疗费用。

就我国而言，无论如何，人口老龄化的大趋势必定会转化为城镇职工医保参保者的老龄化，这是确定无疑的。对于城镇职工医保，即便单纯的参保者老龄化因素本身对基金支付压力的贡献度较低，但退休者免缴费的规则这一制度因素，加上针对住院服务的医保给付水平的提高，仍必定会给基金支付增添额外的负担。中国学者就人口老龄化对中国医

---

① A ke Blomqvist and Per - Olov Johansson, "Economic Efficiency and Mixed Public/Private Insurance", *Journal of Public Economics*, 66 (1997): 505 - 516.

② Peter Zweifel, Stefan Felder, and Markus Meier, "Ageing of Population and Health Care Expenditure: A Red Herring?" *Health Economics*, 8 (1999): 485 - 496; Peter Zweifel, Stefan Felder, and Andreas Werblow, "Population Ageing and Health Care Expenditure: New Evidence on the 'Red Herring'", *Geneva Papers on Risk and Insurance-issues and Practice*, 29 (2004): 652 - 666.

③ Joseph P. Newhouse, "Medical Care Costs: How Much Welfare Loss?" *Journal of Economic Perspectives*, 6 (1992): 3 - 21.

疗保险制度的影响展开过不少研究。[1] 共识性的结论是：随着参保者的老龄化，缴费人群的规模相对变小，而高给付受益人群的规模相对增大，这极有可能会对城镇职工医保给付的可持续性造成冲击。何文炯等学者将此称为基本医疗保险"系统老龄化"。[2]

城镇职工医保"系统老龄化"的演变趋势，可以从其职退比（即承担缴费责任的职工参保者与免于缴费责任的退休参保者之比）的历年变化中，大致观察出来。具体而言，在过去的 20 年中，职退比（又称"负担比""赡养比"）呈下降趋势。表 1 显示，在城镇职工医保试点之初，职退比都在 10 以上，尤其是 1995 年，职退比达到 16.2 的高点，即每一位退休者有 16.2 位在职者为其承担医保缴费之责。退休者免予缴费的规则就是在这种高职退比的背景下制定出来的。可是，短短五年，城镇职工医保的职退比大幅度下降，21 世纪之初，就猛降到 3.0 上下的水平，并在此水平上维持了十多年。

表 1　中国城镇职工基本医疗保险的负担率（1995～2014 年）

单位：万人

年份	职工参保者数	退休参保者数	职工参保者与退休参保者之比
1993	267.6	22.5	11.9
1994	374.6	25.7	14.6
1995	702.6	43.3	16.2
1996	791.2	64.5	12.3
1997	1588.9	173.1	9.2
1998	1508.7	369.0	4.1
1999	1509.4	555.9	2.7
2000	2862.8	924.2	3.1
2001	5407.7	1815.2	3.0
2002	6925.8	2475.4	2.8

[1] 仇雨临：《人口老龄化对医疗保险制度的挑战及对策思考》，《北京科技大学学报》（社会科学版）2005 年第 21 卷第 1 期，第 27～29 页；李军：《人口老龄化与我国城镇医疗保险基金收支趋势》，《国际行政学院学报》2008 年第 2 期，第 66～69 页；杨洁、王净：《人口老龄化对医疗保障的影响及对策研究述评》，《医学与哲学》2015 年第 36 卷第 1A 期（总第 516 期），第 61～63 页。

[2] 何文炯、徐林荣、傅可昂、刘晓婷、杨一心：《基本医疗保险"系统老龄化"及其对策研究》，《中国人口科学》2009 年第 2 期，第 74～83 页。

续表

年份	职工参保者数	退休参保者数	职工参保者与退休参保者之比
2003	7974. 9	2926. 8	2. 7
2004	9044. 5	3359. 2	2. 7
2005	10021. 7	3761. 2	2. 7
2006	11580. 3	4151. 5	2. 8
2007	13420. 3	4600. 0	2. 9
2008	14987. 7	5007. 9	3. 0
2009	16410. 5	5526. 9	3. 0
2010	17791. 2	5943. 5	3. 0
2011	18948. 5	6278. 6	3. 0
2012	19861. 3	6624. 2	3. 0
2013	20501. 3	6941. 8	2. 95
2014	21041. 3	7254. 8	2. 90

资料来源：国家统计局人口和就业统计司、人力资源和社会保障部规划财务司编《中国劳动统计年鉴》，中国统计出版社，2015，第 365 页。

可以说，城镇职工医保自 1998 年在全国正式推开之后，其系统老龄化的危机就面临随时引爆的危险。当然，从全国范围来看，这一危机并没有爆发。从表 2 可以看出，1994～2014 年，城镇职工医保基金每年都有当期结余，因此累计结余逐年积累，其总额已经达到了很高的水平。但我们也应该注意到，当期结余率自 2001 年达到 36.4% 的历史高点之后，基本上呈波动式下滑的态势，而累计结余自 2008 年达到可支付 19.6 个月的历史高点之后也逐年下滑。如果分省来看，截止到 2014 年底，尚没有一个省份出现过当期结余为零的情形，更不要说出现赤字了，其累计结余也都逐年增多。[1]

表 2　中国城镇职工基本医疗保险基金的收入、支出和结余（1994～2014 年）

年份	基金收入（亿元）	基金支出（亿元）	当期结余（亿元）	当期结余率（%）	累计结余（亿元）	累计结余率（%）	累计结余可支付的月数（月）
1994	3. 2	2. 9	0. 3	9. 4	0. 7	21. 9	2. 9
1995	9. 7	7. 3	2. 4	24. 7	3. 1	32. 0	5. 1

[1]　中华人民共和国国家统计局编《2015 中国统计年鉴》，中国统计出版社，2015，第 832 页。

续表

年份	基金收入 （亿元）	基金支出 （亿元）	当期结余 （亿元）	当期 结余率 （%）	累计结余 （亿元）	累计 结余率 （%）	累计结余 可支付 的月数（月）
1996	19.0	16.2	2.8	14.7	6.4	33.7	4.7
1997	52.3	40.5	11.8	22.6	16.6	31.7	4.9
1998	60.6	53.3	7.3	12.0	20.0	33.0	4.5
1999	89.9	69.1	20.8	23.1	57.6	64.1	10.0
2000	170.0	124.5	45.5	26.8	109.8	64.6	10.6
2001	383.6	244.1	139.5	36.4	253.0	66.0	12.4
2002	607.8	409.4	198.4	32.6	450.7	74.2	13.2
2003	890.0	653.9	236.1	26.5	670.6	75.3	12.3
2004	1140.5	862.2	278.3	24.4	957.9	84.0	13.3
2005	1405.3	1078.7	326.6	23.2	1278.1	90.9	14.2
2006	1747.1	1276.7	470.6	26.9	1752.4	100.3	16.5
2007	2214.2	1551.7	662.5	29.9	2440.8	110.2	18.9
2008	2885.3	2019.7	865.6	30.0	3303.6	114.5	19.6
2009	3420.3	2630.1	790.2	23.1	4055.2	118.6	18.5
2010	3955.4	3271.6	683.8	17.3	4741.2	119.9	17.4
2011	4945.0	4018.3	926.7	18.7	5683.2	114.9	17.0
2012	6061.9	4868.5	1193.4	19.7	6884.2	113.6	17.0
2013	7061.6	5829.9	1231.7	17.4	8129.3	115.1	16.7
2014	8037.9	6696.6	1341.3	16.7	9449.8	117.6	16.9

资料来源：《中国劳动统计年鉴》，2010，第441页；2015年，第373页；《中国统计年鉴》，2011年，第870页；2013年，第855页；2014年，第791页。

城镇职工医保在全国和省级范围内还没有出现支付危机，并不表明这一危机不存在，也不表明这一危机不会在未来爆发。城镇职工医保体系老龄化危机之所以尚未爆发，缘于诸多因素的协同作用，如覆盖面还有向职工平均年龄较低的民营企业进行拓展的空间，缴费基数随着薪酬水平有所提高，保障水平（待遇）的提高依然可控，统筹层次的提高可提升保险基金的供给能力，医保支付制度改革有望控制医药费用上涨的幅度，等等。可以预计，城镇职工医保基金的运行在短期内还不会出现大范围的收不抵支之况，至少在省级范围不会出现基金赤字的情况。但局部统筹地区，即某些赡养比偏低的城市，城镇职工医保基金的支付风险，一直是社会政策学者关注和研究的课题。[①] 而且，这种风险已经开始变成现实。据中国新闻网的报道，2014 年 7 月 25 日，人社部新闻发言人李忠就在例行的新闻发布会上透露，随着人口老龄化和医疗费用上涨，有极少数统筹地区的医疗保险已经出现了当期赤字的情况。[②] 2015 年 2 月 26 日，人社部官网"人社新闻"栏目刊登了一篇文章，其中提及"在医疗费用快速增长的背景下，医保基金与养老保险基金一样，也面临越来越大的支付压力，支出增幅高于收入增幅，甚至有相当一部分省份出现了当期收不抵支的状况，基金'穿底'风险日益凸显"。[③] 当期赤字问题在近期内是否会在省一级爆发，仍需要观察，但这一问题在相当一些医保统筹地区出现，已经是一个事实。

有学者依据既有的医疗保险收支数据以及医疗费用支出数据进行精算，判断如果缴费率维持不变，那么城镇职工医保会在 2012～2040 年遭遇到当期收支的赤字危机。[④] 这一判断并不符合 2012～2015 年的实际情况，显示出判断所基于的精算模型有改进的空间。华中科技大学团队编纂的《中国医疗卫生事业发展报告（2014）》（"卫生改革与发展绿皮书"）预测，到 2017 年，城镇职工医保基金就将出现当期收不抵支的现象，到 2024 年累计结余也会支出殆尽。[⑤] 尽管对精算的技术性环节以及预测的可靠性还大有商榷余地，但如果既有的规则不改变，城镇职工医保"系统老龄化"的危机迟早会爆发，这是可以取得共识的一个结论。

可以断言，退休者免缴费政策的客观效果是给城镇职工医保埋下了一个定时炸弹，只不过这一炸弹的引线过多，且相互缠绕在一起，目前无论通过何种精算分析，都无法判断出其爆炸的准确时间。但是，这一

---

① 李亚青、申曙光：《退休人员不缴费政策与医保基金支付风险——来自广东省的证据》，《人口与经济》2011 年第 3 期（总第 186 期），第 70～77 页。

② 《人社部谈"医保基金现透支风险"：部分地区赤字》，中国新闻网 2014 年 7 月 25 日报道，http://www.chinanews.com/gn/2014/07 - 25/6427522.shtml。

③ 《我国社保费率高不高？》，参见人社部网站，http://www.mohrss.gov.cn/SYrlzyhshbzb/dongtaixinwen/buneiyaowen/201602/t20160226_233940.htm，发布日期：2016 年 2 月 26 日。

④ 董现垒：《人口老龄化趋势下城镇职工医疗保险基金评估研究》，《北京工业大学学报》（社会科学版）第 15 卷第 2 期，第 19～24 页。

⑤ 方鹏骞主编《中国医疗卫生事业发展报告（2014）》（"卫生改革与发展绿皮书"），人民出版社，2015，第 272 页。

定时炸弹确实存在，如果不对规则加以修改的话，定时炸弹早晚会爆炸，这是确定无疑的。

三 退休者免缴费规则的负面后果：
负面激励与制度失调

除埋下老龄化危机的定时炸弹之外，退休者免缴费规则还导致诸多不良的后果，不仅给城镇职工医保而且对整个基本医疗保障体系的运行，都造成诸多难以克服的困难。

首先，最低医保缴费年限设定的地方化导致明显的地区差异和身份差异，从而导致城镇职工医保的参保者之间在筹资和给付水平上存在明显的不公平。这种深植于社会的不公平感，会对医保覆盖面的扩大带来负面影响，即退休者免缴费规则会在参保者那里引致负激励，有损于居民参保积极性。

职退比的降低本身就是负激励的一种表现，其根源一方面在于参保者的自然老龄化，另一方面在于城镇职工医保覆盖面的拓展在在职者尤其是青年在职者人群当中的进展，并不如人意。如果法定退休年龄为 60 岁，医保缴费年限为 35 年，那么就业者选择从 25 岁开始参保，显然是风险较小的理性选择。对于已经达到累计缴费年限的参保者来说，选择不再参加城镇职工医保，也是一个有吸引力的理性选项。当然，在城镇居民医保尚未正式推出的 2006 年之前，尚未达到法定退休年龄的参保者一旦不参加城镇职工医保，便极有可能没有任何医疗保障，风险较大。但在 2006 年之后，有国家财政补贴且个人缴费水平较低的城镇居民医保，为城镇职工医保参保者退出城镇职工医保提供了新的医疗保障渠道。随着筹资水平和保障水平的不断提高，城镇居民医保对城镇职工医保的挤出效应就有可能呈现。事实上，城镇职工医保的目标定位人群是行政单位职工之外的城镇就业者，但其在目标定位人群的覆盖面，尽管稳步攀升，但与强制参保所设定的全覆盖目标，还有一定的距离（参见图 1）。城镇职工医保全覆盖的目标远没有达成，退休者免缴费规则至少对这一后果的产生有一定影响。

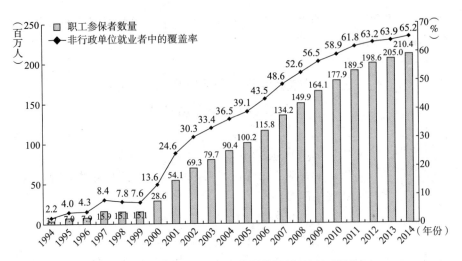

图 1 城镇职工基本医疗保险的覆盖面（1994～2014 年）

资料来源：《中国统计年鉴》，2013 年，第 110、122、895～896 页；2014 年，第 790 页；2015 年，第 111、831 页。

　　其次，最低医保缴费年限的计算方式以及补缴费政策的制定，均与社会医疗保险中的逆向选择有关。

　　本来，逆向选择只出现于自愿性医疗保险之中，因此有研究发现在自愿性的城镇居民医保以及城镇职工医保参保者在购买商业医疗保险时存在逆向选择，[①] 这是不足为奇的。逆向选择还出现在参保者在不同医保制度之间的选择当中。[②] 灵活就业人员纳入城镇职工医保的目标定位人群，早在 2003 年《关于城镇灵活就业人员参加基本医疗保险的指导意见》（劳社厅发〔2003〕10 号）颁布之后，就已成为既定的政策，而且各地医保管理部门也将此作为推进城镇职工医保拓展覆盖面的施政重点，但其参保率多年来疲弱不振，根源也在于灵活就业人员的逆向选择，[③] 缺乏组织载体的灵活就业人员更是如此。[④] 而对正式就业者来说，城镇职工

---

① 臧文斌、赵绍阳、刘国恩：《城镇基本医疗保险中逆向选择的检验》，《经济学》（季刊）2012 年第 12 卷第 1 期，第 47～70 页。

② 陈翔：《我国医疗保险领域逆向选择的成因及对策》，《广西社会科学》2010 年第 5 期（总第 179 期），第 32、35 页。

③ 李兴友、李兴国：《灵活就业人员社会医疗保险问题研究》，《中国人力资源开发》2006 年第 1 期，第 96～99 页。

④ 刘俊霞、帅起先、吕国营：《灵活就业人员纳入基本医疗保险的逆向选择》，《经济问题》2016 年第 1 期，第 66～70 页。

医保是一种强制性的社会医疗保险，理应不会出现逆向选择，但实情并非如此，城镇职工医保也存在逆向选择。这是多种制度因素造成的，首先是强制参保的实施力度不足，尤其是在雇员年龄偏低的民营企业、外资企业、新兴企业中，其次是给付水平与缴费水平缺乏相关性而导致负激励。① 除此之外，如果最低医保缴费年限的计算方式严格按照《社会保险法》来执行，即采取累计计算法，那么在参保强制性不强的条件下就会在就业者中产生逆向选择的激励，就业者完全有可能选择只在身体状况不佳的年份参保。因此，在医保行政管理的实践中，累计计算普遍变成了连续计算，且制定了针对断保的补缴费政策，以遏制逆向选择。但是，针对参保者断保之后的补缴费政策，又出现了碎片型、地方化的问题，一方面造成了额外的地区间不平等，在参保者当中积郁不公平感，另一方面人为增加了医保管理的行政成本。

再次，如前所述，最低缴费年限的计算包括视同缴费年限和实际缴费年限，但不少地方又在最低缴费年限总规则的基础上设定了最低实际缴费年限的子规则，而这一子规则在不少"中人"当中引起了不满。例如，福建省劳动和社会保障厅 2003 年 12 月 16 日颁发的《福建省省本级灵活就业人员参加基本医疗保险的实施细则》（闽劳社文〔2003〕435号）规定，灵活就业人员除缴费年限（含视同缴费年限的工龄）满 25 年以外，还要"实际缴费年限满 10 年"。之后，福建省劳动和社会保障厅连续发布文件，如《关于省本级医疗保险实施中有关问题的请示》（闽劳社医保文〔2004〕4 号）、《福建省医疗保险管理中心关于省本级医疗保险实施中有关问题的再次请示》（闽劳社医保文〔2004〕44 号）、《福建省医疗保险管理中心关于福建省电器工业公司申请核减在职职工有关问题的请示》（闽劳社医保文〔2005〕12 号）、《关于省本级医疗保险实施中有关问题的批复》（闽劳社文〔2005〕256 号），对规则进行细化和强化。由于这些文件的目标定位人群包括一些 40~50 岁的下岗退休职工，他们在旧体制下的工龄已达 20 余年，原本只要再参保缴费 5 年左右，便可获得退休后免缴费而享有医保的待遇，可是"实际缴费年限满 10 年"的新子规则却使他们不得不额外多缴费大约 5 年。因此，这项新规曾激起了下岗者的强烈反弹，但相关部门不为所动。此项规则在《社会保险

---

① 张欢：《中国社会保险逆向选择问题的理论分析与实证研究》，《管理世界》2006 年第 2 期，第 41~49 页。

法》颁布之后继续执行，福建省人力资源和社会保障厅 2013 年 1 月 30 日发布《福建省省本级灵活就业参保人员职工基本医疗保险费征缴业务经办规定》，针对灵活就业人员，重申了"25＋10"的缴费年限规则。

又次，退休者免缴费规则必定引致城镇职工医保潜存老龄化危机，为了应对这一危机，相关部门在 20 世纪末和 21 世纪初对基层医保行政管理机构一直采取鼓励累计结余越多越好的绩效管理导向，导致城镇职工医保基金积累了巨额资金（参见表 2）。可是，这一行政管理举措的效率低下。一方面，累计结余的高额积累是以参保者当期医疗保障待遇水平不高为代价的，另一方面即便以一般的通货膨胀率来衡量医保基金的累计结余都存在贬值的问题，更不要说以医疗通货膨胀率来衡量了。寄望以累计结余来为未来日益高涨的医疗费用埋单，以应对城镇职工医保的老龄化危机，毫无疑问是不切实际的。

实际上，医保基金尤其是城镇职工医保基金巨额累计结余所引致的问题，已经引起学者和政策制定者的关注。① 事实上，人社部近年来已经不再以累计结余越多越好为绩效管理的指标，某些统筹地区在提高参保者医疗保障水平的进程中还提出了当期零结余的新绩效管理目标导向。但从全国来看，累计结余不经济的问题依然没有解决，而且在既有的制度框架中也不可能得到解决。

最后，退休者免缴医保费规则的另一大负面后果就是其对医疗保险可携带性的不利影响，即为参保者跨地区医保关系的转移接续造成诸多难以逾越的障碍。实际上，这一问题与"系统老龄化"问题同样严重，但受到的关注程度相对较弱。

就业者跨地区流动以及退休者在长期社会保险（包括养老保险和医疗保险）参保地之外的地区居住生活（可简称为"跨地区退休"），实属常态，但其社会保险关系的可携带性一直是当今中国社会保障体系中的一个难解之题。退休者免缴费规则的存在及其碎片型、地方化所导致的极为复杂的地区间差异，造成医保关系的转移接续尤为困难。2009 年，人社部、卫生部和财政部联合颁发了《流动就业人员基本医疗保障关系转移接续暂行办法》（人社部发〔2009〕191 号），规定"建立个人账户的，个人账户原则上随其医疗保险关系转移划转，个人账户余额（包括

---

① 顾昕：《中国城乡公立医疗保险的基金结余水平研究》，《中国社会科学院研究生院学报》2010 年第 5 期，第 53～61 页。

个人缴费部分和单位缴费划入部分）通过社会（医疗）保险经办机构转移"。① 但众所周知，医保关系转移接续的实质性问题不在于个人账户的转移划转，而在于参保者在搬迁前地区统筹基金的待遇能否在搬迁后地区得到承认。医保关系转移接续绝不是一个技术性的经办问题，更不是技术性的信息化问题，而是医保碎片型、地方化所引致的地区间制度失调的问题。

根据仇雨临和梁金刚的研究，医保关系转移接续的难点主要有四个：一是转入地与转出地的基金平衡难以解决；二是医保缴费年限互认以及折算办法缺失；三是关系转接、缴费转接和待遇转接发展不同步；四是不同地区间医保经办机构的联络成本高昂。② 在这四个难点中，至少有两个与城镇职工医保退休者免缴费规则有关。转入地与转出地的基金平衡问题，根源在于退休者免缴费规则中的医保缴费年限子规则，即搬迁者在不同地方的实际缴费年限如果不同，会给缴费年份少且高龄居住的地区带来沉重的医保基金支付压力。由于不少人在年轻时选择在经济发达地区就业，而在进入中年甚至老年之后选择回归经济不太发达的故里，这一问题的存在会给经济不发达地区带来更多的医保支付压力，从而导致社会不公平。例如，以参保者在四川和广东两地流动为例，假如川籍人员年轻时在广东打工从而参加城镇职工医保，而在中年之后回到家乡就业，那么如果其在广东的缴费年限长于在四川的缴费年限，那么在其医保关系转移接续之后，四川的医保基金就会遭遇极大的压力。③

由于各地医保缴费年限的规定差别很大，因此在医保关系转移接续时，如何互认以及如何折算，如何补缴等，成为医保可携带性的新障碍。很多地方对最低实际缴费年限的规定，在很大程度上也是为了应对这一问题，但这种规定不仅显然是头痛医头，脚痛医脚之举，而且进一步增加了医保可携带性的阻力。由于这一问题的存在，医保关系转移接续更多地发生在医保缴费年限差别不大的省内，而省际医保关系转移接续则

①　参见《社会保险法配套法规规章选编》，中国法制出版社，2011，第221页。

②　仇雨临、梁金刚：《基本医疗保险关系转移接续的现状——基于典型地区试点运行的实证调查》，《海南大学学报》（人文社会科学版）2014年第32卷第5期，第11~17页。

③　高小莉：《退休人员医保政策要考虑统筹地区之间的公平》，《中国医疗保险》2012年第8期，第20页。

困难重重,① 更不要说医保关系的"全国漫游"了。

此外,既有文献很少提及的一个现象是,由于退休者免缴费,那么一旦退休者从医疗服务资源稀缺的地区向医疗服务资源丰富的地区搬迁,这种"跨地区退休"所伴随的医保关系转移接续会给后一类地区带来沉重的医保基金支付压力。道理很简单,前一类地区的平均职工工资和医疗费用水平都较低,而后一类地区则较高,而参保者在前一类地区退休前的医保缴费总额较少,即便采取某种办法在退休后将部分缴费转移到退休后生活的地区,对后一类地区来说也是不够的,更何况医保统筹基金跨地区转移在当前近乎是不可能的事情。因此,二线、三线、四线城市职工医保参保者在一线城市退休生活后,普遍面临医保关系难以转移接续而被迫异地医保报销的问题。

综上所述,退休者免缴费规则不仅为城镇职工医保植入了老龄化之后基金支付不可持续的潜在危机,而且造成了诸多负面激励,导致整个基本医疗保障体系的制度失调。无论是从公平还是从效率的角度来看,退休者免缴费规则所带来的负面后果是广泛的、严重的、深远的,并对整个基本医疗保障体系的改革造成了诸多难以搬除的障碍。因此,退休者免缴费规则必须改革,这在众多社会政策者当中是一个难得的共识。

四 路径依赖与制度创新:走向准全民公费医疗的变革之道

可是,就退休者免缴费规则应该改革取得共识是一回事,就如何改革取得共识是另一回事。迄今为止,就相关话题展开讨论的学术论文给出了三个改革之法:其一,探索最优医保缴费年限;其二,延长法定退休年龄;其三,推出退休者缴费新政。

就第一个改革之法,为了应对医保老龄化所带来的潜在基金支付危机,显而易见的解决之道是尽量延长医保缴费年限。可是,目前在不少地方规定的 35 年年限,即便尚未达到延无可延的峰值,恐怕也已经接近大限了。如果男性 60 岁、女性 55 岁的既定法定退休年龄暂不延长,那么医保缴费 35 年年限的规则意味着男性从 25 岁、女性从 20 岁开始就业,

① 汤晓莉、陈丽、姚岚:《浙江省医疗保险关系转移接续政策及经办分析》,《中国卫生经济》2011 年第 30 卷第 1 期(总第 335 期),第 56~59 页。

就必须在法定退休年龄到来之前连续就业且连续缴费参保，不能有中断。由此可见，35 年年限之规定对相当一部分民众来说，实际上意味着在其正式退休之后还需要继续缴费若干年。

就第二个改革之法，延长法定退休年龄是养老政策改革的大势所趋，举世皆然，中国绝不可能例外。2015 年，政府已经明确延退成为既定的社会政策导向之一，但其也成为社会热议的焦点之一，反对声浪此起彼伏。为了有效实施延退，政府恐怕有必要在社会福利的其他方面实施一些新的普惠型社会政策。

就第三个改革之法，很多专家主张，在职业生涯实施强制性缴费而在退休之后免予缴费的医疗保险制度，应该被一种"即投即保、不投不保"的模式所取代。这种新模式的核心原则在于，不管是就职期间还是退休以后，只要参加保险并缴费就享有当期的医疗保障待遇，不缴费就意味着未参加保险，也就无法享受医保待遇。①

简言之，医疗保障体系应该成为一种现收现付的制度，医疗费用的风险通过代际转移既不公平也无效率，对这一点恐怕没有什么争议。实际上，在中国的基本医疗保障体系之中，城乡居民医保就实行现收现付的制度。然而，可商榷的是如何将城镇职工医保现行的代际风险转移制度转型为现收现付的制度。最显而易见且直接的办法就是实行退休者缴费新政，这也是已经显示出来的政府偏好。这一办法并未改变基本医疗保障体系既有的制度结构，呈现渐进式制度变革的路径依赖特征，且一方面必定会激发民意的强烈反弹，另一方面也会引致新的制度设计问题和行政成本问题，诸如退休者缴费的基数和费率如何测定，退休者缴费的来源以及作为退休者缴费来源之一的基本养老保险基金如何调整给付水平和结构等。更为重要的是，这种渐进式改革与其说体现了审慎性，不如说彰显了保守性，或当今社会保障体制改革就事论事的特征。

无论是从公平还是从效率的角度来看，基本医疗保障体系都有必要打破路径依赖，走制度创新之路，进行一场根本性的改革，即从现行的社会医疗保险制度转型为全民公费医疗制度。笔者曾在 2012 年提出了废止城镇职工医保的设想，并建议推动基本医疗保障体系的大转型，建立

---

① 郑秉文：《医保缴费年限多长才算合适？》，《就业与保障》2012 年第 6 期，第 43 页。

一种面向全体居民的一体化医保制度。① 当时，笔者将其称为"全民健康保险"，称为"准全民公费医疗"也未尝不可。基于笔者2012年的构想并进行细节上的微调后，本文将准全民公费医疗的制度架构陈述如下。

目标定位：面向所有国民，无论老幼、性别和身份。

筹资机制：所有参保者缴纳定额年参保费，而政府为所有参保者提供定额年医保补贴。在新制度实施的初始阶段，个人参保费可确定为200元，政府补贴费可确定为1000元。个人参保费和政府补贴费随人均国民生产总值（GDP）指数化。现行医疗救助制度的受益者免缴个人参保费，其个人参保费由政府财政支付。

给付结构：现行城镇职工医保的给付结构适用于所有参保者。

行政管理：国家设立全民健保总局或公费医疗总局，并在各省设立独立的公立法人医疗保障中心，负责筹资和支付。

准全民公费医疗与全民公费医疗（即NHS）模式的差别在于筹资机制。众所周知，NHS的筹资基于一般税收，因此其受益者并不单为医疗保障缴费者。笔者针对中国情况所建议的准全民公费医疗设定了民众年定额参保缴费的规则，是一项有利于运作的制度安排。首先，这有助于强化民众的健康和医保意识；其次，缴费实施地点的明晰化可为医保支付管理者统筹医保基金的地区配置，即所谓"钱随着人走"，带来扎实的数据基础；最后，缴费水平相等、给付结构相等以及缴费随经济发展而指数化，既能促进社会公平也能带来可持续发展。

准全民公费医疗的建立，从小的范围来说，意味着中国的基本医疗保障体系从地方化、碎片化的多元付费者体系转型为集中化、一体化的单一付费者体系；从大的范围来说，意味着中国走上了福利国家（the welfare sate）的重建之路。在中国，深受新自由主义（尤其是哈耶克主义）影响的经济学家普遍认为福利国家不可欲、不可行，对人类的福祉是一种灾难性制度安排；而社会保障行政管理部门以及财政部门的实践工作者以及隶属于行政部门的政策研究人员，尽管在思想倾向上与新自由主义无涉，却拘泥于社会保险的现行框架，均将防范医疗保障体系（以及整个社会保障体系）的"泛福利化"视为工作任务之一。因此，笔者提出的全民健康保险或准全民公费医疗的构想，没有也不大可能在这

---

① 顾昕：《走向全民健康保险：论中国医疗保障制度的转型》，《中国行政管理》2012年第8期，第64~69页。

两类人群中得到回应，更谈不上得到支持。实际上，福利国家与劳动力市场互为补充、相互依赖，是市场经济体系中不可或缺的两种制度安排。作为劳动力市场的补充，福利国家的主要目的在于防范所谓"社会风险"（social risks），让那些无法通过自身努力来满足其基本生存需要的人们获得某种程度的补偿。① 福利国家的运行固然存在官僚化的风险，但在全球性新公共管理运动大潮的冲击下，福利国家的运行已经由行政机制所主宰，转型为行政机制与市场机制和社群机制相契合。然而，深陷新自由主义而不能自拔的经济学家，对福利国家的全球性改革实况并不了解，具体来说，对于欧洲乃至全球医疗保障体系的制度结构（尤其是公共契约模式）并不了解，更不了解全民公费医疗制度（即英国模式的全民健康服务，简称 NHS 模式）早已走上了市场化之路的事实。② 因此，他们对于全民公费医疗必定会将民众的医疗保障拖向官僚化深渊的担心，是一种古老而陈旧的"智慧"，亟待与时俱进。至于政府官员以及相关政府智库研究人员对于医疗保障"泛福利化"的担忧，更是无所依据。医疗保障原本就属于广义的社会福利，而社会福利提供的具体模式究竟采取社会保险制度还是普惠福利制度，完全取决于利弊得失的多维考量。如果仅基于福利国家容易养懒汉的陈旧观念而反对"泛福利化"，无疑是僵化思维的体现。很显然，就医疗保障的制度模式而言，即便选择全民公费医疗，也与"养懒汉"毫无瓜葛。

在中国经济社会发展模式亟待转型的今天，基本医疗保障体系的大转型恰逢其时。首先，就本文而言，实施准全民公费医疗制度，可以一劳永逸地化解原基本医疗保障体系中退休者免缴费规则所引发的所有问题。更为重要的是，当延退新政箭在弦上不得不发但又引发很多人不满的大背景下，适时推出准全民公费医疗制度，社会戾气即便不会消散殆尽，也会大为舒缓。

其次，准全民公费医疗制度的实施，可以一劳永逸地克服既有基本医疗保障体系的碎片化，解决包括地区差异导致的社会不公、可携带性弱、个人账户与基金累计结余不经济、统筹层次过低等在内的诸多问题，

----

① Jon Elster, Claus Offe, and Ulrich K. Preuss, *Institutional Design in Post-communist Societies*: *Building the Ship at Sea*. Cambridge: Cambridge University Press, 1998, p. 204.

② 顾昕：《全民免费医疗的市场化之路：英国经验对中国医改的启示》，《东岳论丛》2011 年第 10 期（总第 208 期），第 15~31 页。

并为强有力地推动医保支付改革提供新的组织保障，最终有望引领中国的医疗保障体系走向在全球范围具有主导性的公共契约模式。

再次，基本医疗保障体系的大转型可以为当今中国政府力推的供给侧改革助燃。供给侧改革的核心内容是为企业减少负担，其中就包括减少社会保障缴费的负担。众所周知，中国企业所担负的社会保障筹资负担，即便与发达国家相比，也是不低的。可是，目前针对企业的社保减付措施仅仅是降低失业保险缴费率以及通过并入医疗保险而取消了生育保险缴费，但这些措施对企业来说略显杯水车薪。准全民公费医疗制度的建立，意味着城镇职工医保的废止，全国企业便可至少减去 6% 的医保缴费负担。与此同时，全国的就业者可免去每年数千元的医保个人缴费，亦可增加其当期的消费购买力，这对于中国经济向消费拉动型发展模式转型不无益处。

最后，也是最为重要的，以当今中国最为薄弱且最为缺乏的普惠型福利模式建立基本医疗保障体系，是推进社会事业发展的战略之举。适度发展普惠型的社会福利是中国社会事业发展必不可少的一项内容。[①] 从长远来看，重建福利国家的工作，应该列入中国政府的议事日程。在改革开放前和改革开放初期，中国曾经存在某种意义上的福利国家性质，那是一种以计划经济体制为核心的社会安全网制度，尽管其福利给付水平较低。随着市场改革的推进，计划经济体制作为一种整体性的社会经济制度逐渐瓦解，原有的社会安全网随之破裂。[②] 在过去的 30 多年，尽管社会保障事业的发展被提上了公共政策的议事日程，但长期以来一直从属于经济发展，社会发展没有成为政府施政的重心，社会政策也没有成为独立的公共政策部类。近年来，尽管社会经济发展失衡的格局有所改观，以居民为目标人群的多种普惠型社会保障制度得以快速发展，然而，无论是政府，还是全社会，都缺乏一种重建"福利国家"的意识。其实，"福利国家"是一种"社会性基础设施"（social infrastructure），如交通、通信等物质性基础设施（physical infrastructure）一样，是市场经济

---

① 王思斌：《我国适度普惠型社会福利的建构》，《北京大学学报》（哲学社会科学版）2009 年第 3 期。

② Edward Gu, "Dismantling the Chinese Mini - Welfare State: Marketization and the Politics of Institutional Transformation," *Communist and Post-communist Studies*, 34 (2001): 91 - 111.

体系正常运转所必需的。① 物质性和社会性基础设施的建设，都不宜超越社会经济发展的水平，这是无须赘言的。但众所周知的事实是，在当今中国，社会性基础设施的建设是大大滞后的；而在现有福利制度安排中，普惠型福利又是很不发达的，亟待增强。在医疗保障领域引入普惠型福利的制度安排，利远大于弊，这是医疗保障体系全球性改革的实践所证明的。

当然，建立准全民公费医疗不仅需要重建福利国家的社会共识，也需要政府的政治决断力。毕竟，这一新制度的建立，需要政府在医疗领域新增财政支出，但新增部分占政府财政支出的比重，基本上仅为5%～8%。尽管如此，依然需要政府对公共财政体制进行深入的改革，从而将政府预算内支出的重心转移到民生领域。需要说明的是，对于基本医疗保障体系大转型所需的政治决断力，绝非基于短期利弊的权衡，而是与中国公共财政改革的战略大趋势相吻合的。

五　结语

·职工退休者免予缴费而继续享受参保者的待遇，是城镇职工基本医疗保险长期形成的基本规则之一，并由《社会保险法》确立为国家的法定制度。这项规则是在城镇职工医保职退比较高的历史背景下制定的，初衷是履行国家与职工就退休者免费享受各种社会保障待遇所达成的社会契约。可是，这一规则，不仅在基本医疗保障体系中埋下了老龄化引致支付压力的潜在危机，而且对城镇职工医保的覆盖面拓展、筹资公平性、医保关系可携带性和地区间均衡发展，带来了广泛而深远的负面影响。

退休者免缴费这一规则，是历史遗留问题，也是中国依然处在从计划经济体制向市场经济体制转型的一种制度表现。从基本医疗保障体系的长期可持续发展出发，这一规则的改革是必然的。2016年初，政府正式宣布即将开展废止这一规则的公共政策研究。可是，退休者从免予医保缴费转向缴费，中断了多年形成的社会契约，因此这一政策导向一露头，便遭遇到强烈的民意反对。

---

① 安东尼·吉登斯：《第三条道路——社会民主主义的复兴》，郑戈译，北京大学出版社，2000。

　　解决这一问题的根本之道，并非在退休者如何缴费上就事论事，而是要对基本医疗保障体系进行彻底的改革，走向准全民公费医疗制度。在准全民公费医疗制度中，所有国民缴费水平均等化，而政府对所有国民的医保补贴水平也均等化，这既能促进公平也能提升效率。一旦准全民公费医疗制度建立，城镇职工医保自动废止，而其本身特有的诸多历史遗产及其带来的诸多历史问题，包括退休者免缴费引致的所有问题，均不治而愈。唯有如此，中国基本医疗保障体系才能从制度设计上重构激励机制，实现可持续发展。更为重要的是，这一制度创新不仅在短期内能为中国经济的供给侧改革助燃，而且从长远来看，与中国公共财政和社会事业的战略发展趋势相吻合。重建福利国家，应该纳入中国的公共政策议事日程，而建立准全民公费医疗制度，正是这一伟大转型的重要一步。

中国卫生管理研究

2016 年第 1 期 总第 1 期

第 63～83 页

大病保险政策评价指标体系构建与效果评价

——以江苏省为例*

顾　海　朱晓文　钱瑛琦**

摘　要：本文通过构建大病保险政策评价指标体系，以江苏省太仓市、苏州市本级、宿迁市和射阳县为例，对四地区的大病保险政策制度目标、运行过程、实施效果三个方面进行系统评价。分析结果表明：在经济发展水平较高的地区，整体上政策补偿比更高；经济发展水平较低的地区，家庭医疗负担比更高；此外，农村家庭的医疗负担比高于城镇家庭。在此基础上，为完善大病保险政策提供建议。

关键词：大病保险　评价指标体系　效果评价

一　引言

城乡居民大病保险（以下简称"大病保险"）是指在基本医疗保险补偿之后，对高额医疗费用的大病患者所发生的合规医疗费用给予进一步

* 本论文得到国家自然科学基金项目"城乡居民重大疾病保障制度模式、效应评估与对策研究"（71573118）的资助。

** 顾海，南京大学卫生政策与管理研究中心主任，教授，博士生导师，电子邮箱：ghai1008@vip.sina.com；朱晓文，江苏省人力资源和社会保障厅医疗保险处处长；钱瑛琦，太仓市医疗保险基金结算中心主任。

保障的制度安排，目的在于减少家庭灾难性卫生支出，解决因病致贫、因病返贫问题。2012 年，六部委联合下发了《关于开展城乡居民重大疾病保险工作的指导意见》，对城乡大病保险保障内容、筹资机制、承办方式、监管等进行了规定。根据 2605 号文件精神，为完善医疗保障制度，提高大病保险保障水平，各地积极开展试点工作。根据卫生计生委统计信息显示，截止到 2015 年底，全国 31 个省份均已开展了大病保险的试点工作，其中有 16 个省份已全面推开，分别有 287 个和 255 个地级以上城市开展了城镇居民和新农合的大病保险工作，覆盖人群达到 9.2 亿人，大病患者实际补偿比例提高了 10 ~ 15 个百分点，345 万大病患者直接受益。①

　　为推进江苏省城乡居民大病保险工作，有效提高重特大疾病保障水平，2013 年，江苏省将苏州、南通、连云港、淮安和宿迁市作为市级统筹的大病保险试点，并在其他省辖市至少选择 1 个县（市、区）开展试点。② 2013 年 7 月，江苏省大病保险制度试点工作正式启动，到 2014 年底，江苏省实施大病保险全覆盖，覆盖全省 12 个地级市 66 个统筹区，受益人群达 5500 万人。目前，江苏省大病保险还处于试点和探索阶段，虽积累了丰富的经验，但也暴露出一些问题，如筹资水平偏低、大病保险基金收不抵支、低收入的大病患者医疗负担仍较重等。

　　苏南经济发展水平高并且人口集中，而苏北地域广阔、人口密度小、经济相对落后，苏南苏北在地域、经济、政治和文化上的差异，也决定了苏南苏北的社会保障政策具有差异性并依赖于当地的经济水平以及社会保障政策体制的历史变迁路径。根据经济差异、城乡基本医疗保险是否统筹、职工大病保险和城乡居民大病保险是否统筹，笔者在苏南和苏北分别选择两个试点地区做分析：苏南选择了苏州市本级和太仓市为调研点，两市统筹了城乡基本医疗保险，也统筹了职工和城乡居民大病保险；苏北选择了宿迁市和射阳县为调研点，两市没有统筹城乡基本医疗

---

① 中华人民共和国国家卫生和计划生育委员会：《青海：完善大病保险政策　实现城乡全面统一》，http://www.nhfpc.gov.cn/zhuzhan/mtbd/201603/121d1b4907a14d5b9edac46934-a72cd3.shtml，最后访问日期：2016 年 3 月 31 日。

② 《省人力资源和社会保障厅关于进一步做好城乡居民大病保险有关工作的通知》，江苏人力资源和社会保障网，http://www.jshrss.gov.cn/sy/zcfg/201512/t20151221_193317.html，最后访问日期：2015 年 12 月 16 日。

保险，也没有统筹职工和城乡居民大病保险。因此，本文以江苏省大病保险试点地区太仓市、苏州市本级、宿迁市和射阳县为例，通过理论分析并构建大病保险评价指标体系，对四地区的大病保险政策进行系统评价分析，进而为完善大病保险政策提供建议。

二　评价指标体系构建及其分析

城乡居民大病保险，是基本医疗保险制度的拓展和延伸。本质上，大病保险制度属于医疗保障制度的范畴，其政策评价的总目标和总原则应当与基本医疗保险相同，但大病保险的政策目标又有其特殊性，基本医疗保险强调"普惠性"，大病保险则突出"特惠型"，即减少因病致贫和因病返贫，这是大病保险制度最主要的一项指标。大病保险制度的评价指标体系应当在借鉴基本医疗保险评价指标体系的基础上，突出其特殊性。

目前，国内外学者在医疗保险制度评价方面的研究已经比较成熟，也取得了比较丰硕的成果。国外对医疗保险制度的研究一般是将公平性、经济效益作为主要评价指标。以英国国民医疗保险制度为例，其制度评价指标体系共分为六个方面，分别是社会健康水平的提高、可及性的公平、适当健康服务的有效供给、效率、病人和家属国民健康服务的经历、医疗服务的健康结果。[①] 国内对基本医疗保险制度的研究，根据医疗保险的制度目标，采用文献资料法、德尔菲专家咨询法、层次分析法、综合指数法等研究方法，将公平、效率、可持续性或发展性等作为评价指标体系进行了大量的分析。[②] 还有学者根据公共政策制定和形成机理，利用"结构－过程－结果"或者"目标－过程－效果"等逻辑过程，将医疗保险制度的保障水平、可持续

---

① 赵文龙、郑美雁：《我国城镇职工基本医疗保险评价指标体系的构建》，《统计与决策》2005 年第 5 期。

② 张再生、徐爱好：《医疗保险制度评价指标体系构建及其应用研究——以天津市城乡居民医疗保险制度为例》，《中国行政管理》2015 年第 1 期；孙杰：《社会医疗保险综合评估指标体系研究》，硕士学位论文，安徽财经大学，2014，第 22 页；申曙光、彭浩然：《全民医保的实现路径——基于公平视角的思考》，《中国人民大学学报》2009 年第 2 期。

性、运行效率、直接与间接效果等作为主要评价指标。① 通过文献回顾与比较，目前学者们对我国基本医疗保险制度效果研究比较多，评价指标既有主观方面的也有客观方面的，如满意度、医保覆盖面、基金收支、医疗服务利用、健康改善、疾病经济负担等。

但是，目前关于大病保险评价指标体系的相关研究相对较少，评价指标体系不系统，评估的内容和角度也较为单一。毛瑛等采取国际上通行的"结构－过程－结果"评价体系，通过设定测量指标和评价方法，对旬邑县大病保险的制度设计、政府支持、基金运行状况等进行了评价。② 马千慧等通过计算基尼系数、集中指数和绘制集中曲线等方法，分析了北京市三个区县新型农村合作医疗大病补偿前后农民受益公平性及其变化。③ 朱铭来等以恶性肿瘤为例预测了大病保险补助人数、医疗费用支付和大病保险基金的财务风险，认为大病保险目前的筹资模式和支付规模对医保基金的长期收支平衡将造成很大压力。④ 蔡辉等利用平衡记分卡为理论参考模型，建立过程模型，构建了以政府部门、参保人员、保险公司、定点医院四方面满意度为核心的大病保险绩效考核体系。⑤

可以看出，构建一套完善的大病保险政策指标体系，对我国目前大病保险政策进行有效的评价极为重要。本文有关大病保险政策指标的构建以医疗保险相关理论为指导，从大病保险政策的两个目标——大病保险补偿政策能否减少大病患者的家庭灾难性卫生支出、减轻居民医疗负担，以及在实施过程中卫生资源的利用是否合理有效进行考虑，据此构建了大病保险的三个维度，即制度目标、运行过程、实施效果，并对三个维度进行二级、三级指标细分（详见表1）。

---

① 唐艳林、谈未来、龚艳兰等：《构建城镇职工基本医疗保险基金运行管理的指标体系》，《山西财经大学学报》2011 年第 S3 期；张再生、徐爱好：《医疗保险制度评价指标体系构建及其应用研究——以天津市城乡居民医疗保险制度为例》，《中国行政管理》2015 年第 1 期。
② 毛瑛、朱斌、刘锦林等：《我国大病保险政策评价：基于旬邑县的实证研究》，《中国卫生经济》2015 年第 8 期。
③ 马千慧、高广颖、马骋宇等：《新型农村合作医疗大病保险受益公平性分析：基于北京市三个区县的数据分析》，《中国卫生经济》2015 年第 10 期。
④ 朱铭来、于新亮、宋占军：《我国城乡居民大病医疗费用预测与保险基金支付能力评估》，《保险研究》2013 年第 5 期。
⑤ 蔡辉、詹长春、吴海波、袁丹：《基于平衡记分卡的大病保险绩效考评指标体系构建研究》，《中国卫生政策研究》2015 年第 11 期。

表1 大病保险评价指标体系

一级指标	二级指标	三级指标	指标说明
制度目标	覆盖人群	参保人数	参加大病保险的人数，与基本医疗保险的参保人数基本一致
		参保率	参保人数与政策地区总人数的比例
	保障水平	自付比例	参保人个人自付费用占总医疗费用中合规医疗费用的比例
		保障范围	大病保险政策范围内可补偿的药物和医疗服务
	政策可持续性	大病保险基金使用率	大病保险基金的使用情况
		大病保险基金结余率	
		大病保险基金亏损率	
		基本医疗保险基金使用率	
运行过程	筹资状况	人均筹资	体现筹资水平和资金来源情况
		基本医疗保险划拨比例	
		筹资总额以及来源占比	
	补偿情况	政策补偿比	可补偿医疗费用/（合规医疗费用的比例－起付线）
		实际补偿比	（大病保险补偿额＋基本医保补偿额）/总费用
	经办模式	政府经办	大病保险基金管理运作机构
		商保承办	
实施效果	受益程度	受益人数	得到大病保险补偿的人群
		受益率	受益人数与参保人数的比例
	疾病经济负担	医疗负担比	（合规医疗费用－大病保险补偿的费用）/（家庭可支配收入－食品支出）
		间接经济负担	包括间接医疗花费、病伤引起的社会生产损失与社会财富损失等
	居民满意度	大病保险补偿的满意度	对于大病保险的政策满意度
		医疗服务质量的满意度	

三　江苏四地大病保险效果评价

江苏省大病保险制度于 2013 年开始试点，2014 年正式全面实施，因此，本文选取的数据主要集中在 2013～2014 年，包括政策资料 20 份，访谈资料 12 份，以及各市县医保中心关于核心数据的调查问卷 16 份，在此基础上对苏南地区的太仓市与苏州市本级、苏北地区的宿迁市与射阳县大病保险政策分别进行评价与分析。

（一）太仓市大病保险实施效果评价

2008 年，太仓市新型农村合作医疗制度被纳入人社部门，与城镇居民基本医疗保险制度并轨，实现了城乡居民基本医疗保险全面并轨。2011 年 4 月，太仓市出台了《关于社会医疗保险大病住院医疗实行再保险的规定（试行）》，7 月正式实行大病保险制度。太仓市大病保险覆盖城镇职工与城乡居民，保险基金从上一年的基本医保统筹基金中划出。为解决基本医保封顶线的限制，太仓市对医疗过程中个人年度自负费用超过 1 万元的部分给予二次补偿，分 13 个档次确定 53%～82% 的补偿比例。

1. 从制度目标方面来看

太仓市城市化率较高，2014 年城镇职工参加大病保险的人数（419416 人）高于城乡居民参加大病保险的人数（143795 人）。大病保险的基金使用率、结余率分别为 91.1%、9.3%，基金运行良好，筹资水平和待遇水平相适应，未出现收不抵支的状况。但太仓市大病保险筹资是从上一年的基本医疗保险的结余中划拨，导致基本医疗保险基金的累计结余率会影响大病保险基金来源的稳定性、可靠性和可持续性。

2. 从运行过程方面来看

2014 年，太仓市大病保险基金按照职工基本医疗保险年人均 50 元、城乡居民年人均 20 元标准筹资，其中，城镇职工大病保险基金筹资总额为 2097.08 万元，占城镇职工基本医疗保险基金的 2.11%，城乡居民大病保险基金筹资总额为 287.592 万元，占城乡居民基本医疗保险基金的 2.35%。可见，太仓市城镇职工缴费总额占大病保险基金的 80% 以上，城镇职工大病保险基金在大病保险中承担了更多的责任。此外，随着合规医疗费用的提高，政策补偿比逐渐增加（详见表2），城镇职工的实际补偿比（78.9%）高于城乡居民实际补偿比（67.4%），城镇职工享有更高水平的实际补偿。

表2　2014 年太仓市大病保险政策补偿比

合规医疗费用（元）	城镇职工、城乡居民补偿费用（元）	城镇职工、城乡居民政策补偿比（%）
10000	0	0
20000	5300	53.00
30000	10850	54.25
40000	16650	55.50
50000	22700	56.75
60000	29000	58.00
70000	35550	59.25
80000	42350	60.50
90000	49400	61.75
100000	56700	63.00
200000	133200	70.11
500000	376280	76.79

注：政策补偿比 = 可补偿费用/（合规医疗费用 – 大病保险起付线）。

3. 从实施效果方面来看

由于参保居民和职工的年龄结构和身体健康状况不同，城乡居民老年人占比较高，城镇职工多为中青年，因此，城乡居民重大疾病的受益率（1.0%）高于城镇职工（0.6%）。此外，根据 2014 年太仓市城镇居民和农村居民的医疗负担比（详见表3），一方面，合规医疗费用越高，居民的医疗负担比也越高。当农村居民和城镇居民的合规医疗费分别超过 4 万元、10 万元时，就会发生灾难性卫生支出。另一方面，无论合规医疗费用是多少，农村居民的医疗负担都远高于城镇居民，并且合规医疗费用越高，城镇和农村居民医疗负担的差距就越大。原因主要是农村居民和城镇职工、城镇居民享受到的补偿政策一样，当他们发生的合规医疗费用一样时，两者得到的可补偿的医疗费用也相同，而农村居民人均可支配收入远低于城镇居民，因此农村居民的医疗负担就远高于城镇居民。

表 3 2014 年太仓市城乡家庭医疗负担比

合规医疗费用（元）	城镇家庭（%）	农村家庭（%）
10000	8.60	14.70
20000	12.64	21.61
30000	16.47	28.15
40000	20.08	34.33
50000	23.47	40.13
60000	26.66	45.57
70000	29.62	50.65
80000	32.37	55.35
90000	34.91	59.69
100000	37.23	63.66
200000	57.44	98.20
500000	106.39	181.88

注：医疗负担比 ≈ 自负医疗费用 /（家庭可支配收入 - 食品支出），医疗负担比以家庭为单位进行核算，按户籍概念划分为城镇家庭与农村家庭。下同。

总体来讲，太仓市城乡居民大病保险制度基本实现了平稳、可持续发展。2014 年度"大病再保险"资金运行良好，筹资总额为 2384.67 万元，共计 3762 人受益。通过开展"大病再保险"，多数普通群众得到实惠，医保基金效应得到放大，基金运行实现预期目标，有效地减轻了群众的医疗负担，防止因病致贫和因病返贫的效果显著。总体上说，太仓市的补偿政策较为稳妥：合规医疗费用的范围有限、起付线相对合理、分段补偿的区间较为紧密、分段补偿比例缓慢递增。因此，在大病保险的初创和探索阶段，实施这种稳妥的补偿政策具有较强的可持续性。

（二）苏州市本级大病保险实施效果评价

2012 年，苏州市本级职工基本医疗保险基本实现覆盖范围、保障项目、待遇标准、医疗救助、管理制度的"五统一"，完成了农村居民医保向城乡统一的居民医保转轨，实现了城乡居民医保并轨。在此基础上，苏州市本级于 2013 年 1 月开始试点大病保险工作，主要结合《苏州市本级社会医疗救助办法》展开，通过扩大医疗救助范围、提高医疗救助标准来实现大病保险的目标，进而完善补充医疗保险体系。苏州市本级在上述办法中所规定的保费补助、实时救助、年度救助三种救助方式的基础上，还将自费救助纳入医疗救助，通过商业保险专业化运作，建立起以普惠为基础，以特惠为重点，保费补助、实时救助、年度救助、自费救助"四位一体"覆盖苏州全市的医疗救助制度。①

保费补助是指被救助对象按规定参加城乡居民医疗保险时，个人免缴医疗保险费，其医疗保险费由各统筹地区本级财政全额补助直接划拨到居民医疗保险财政专户的社会医疗救助。实时救助是指被救助对象②持本人医疗保险就医凭证和特困证件，在社会救助医疗机构就医时，免收挂号费和诊疗费，按规定享受相应的社会医疗保险待遇，并可同步、即时享受医疗救助。其中，对住院起付线费用（800元）实施全额救助，其余自付部分费用享受85%的医疗救助。年度救助是指被救助对象③一个自然年度内自负医疗费用达到一定数额，可以享受一次性医疗救助金。其中，门诊及住院自负医疗费用从4000元至10万元分为8个区间段，按30%～85%进行结算，10万以上按95%的补偿比例进行结算，不设封顶线。自费救助是指救助对象④在一个自然年度内自费医疗费用达到一定数额，可以享受社会医疗救助。其中，住院合规自费费用从6000元至10万元分3个区间，按70%～85%的补偿比例进行结算，10万以上按90%的补偿比例进行结算，不设封顶线。

1. 从制度目标方面来看

2013年，苏州市本级大病保险职工和城乡居民共有2658689人参保，

---

① 《苏州市社会医疗救助办法》，江苏省人力资源和社会保障网，http://www.jshrss.gov.cn/zcfg/sjwj/201301/t20130125_120403.html，最后访问日期：2013年1月17日。

② 实时救助对象是指，低保人员、低保边缘人员、城乡"五保"人员、持有重点优抚对象医疗优待证的人员、特困职工且患有特定疾病的人员、低保大学生、市政府确定的其他救助对象。其中，低保边缘人员指的是低保边缘重病困难对象，即家庭共同生活成员人均月收入在当地低保标准两倍以内且患癌症、尿毒症、白血病、重残、器官移植后抗排异药物治疗、再生障碍性贫血、系统性红斑狼疮、血友病、慢性重症肝炎、重症类风湿关节炎、强直性脊柱炎、儿童先天性心脏病、耐多药肺结核13类疾病的患者。

③ 年度救助对象是指，苏州市本级实施范围内所有参加职工医疗保险和城乡居民医疗保险，在年度内发生并结算的门诊和住院自负医疗费用达到一定数额的参保人员，即具有本市户籍，经民政部门认定的家庭共同生活成员人均月收入在本市低保标准两倍以内，在年度内发生并结算的门诊和住院自负医疗费用达到一定数额，且未享受实时救助的低收入家庭人员，不包括未参加地方补充医疗保险的社会医疗保险参保职工。

④ 自费救助对象是指，参保人员在年度内发生并结算的住院自费医疗费用达到一定数额且享受实时救助待遇的人员，以及在年度内新认定纳入实时救助，发生并结算的住院自费医疗费用达到一定数额的人员。

2014 年，职工和城乡居民共有 2732267 人参保。苏州市本级大病保险运行两年多以来，基金整体运行平稳，但 2013 年大病保险基金出险，使用率为 112.32% 。

2. 从运行过程方面来看

2013 年，苏州市本级大病保险按照每人每年 40 元的标准筹资，筹资总额为 10635 万元。根据医疗救助政策，"低保困难对象"（低保特困人群以及低保边缘重病困难对象）与"非困难对象"享受不同的大病保险政策。根据表 4，整体上合规医疗费用越高政策补偿比越高，同时，低保困难对象的各个合规医疗费用区间的政策补偿比均高于 85% ，且高于非困难对象，这很好地体现了大病保险政策对低保困难对象的保障作用。此外，由于低保困难对象享有实时救助与年度救助两项救助，但实时救助补偿后费用未满 4000 元时，不能享受年度救助，因此，在合规医疗费用为 2 万 ~ 3 万元时,政策补偿比相对于合规医疗费用为 1 万元时反而降低。

表 4　2013 年苏州市大病保险政策补偿比

合规医疗费用（元）	低保困难对象补偿费用（元）	低保困难对象政策补偿比（%）	非困难对象补偿费用（元）	非困难对象政策补偿比（%）
10000	8620	93.70	2750	45.83
20000	16320	85.00	7250	45.31
30000	25974	88.95	12750	49.04
40000	34924	89.09	19250	53.47
50000	43933	89.29	26750	58.15
60000	52958	89.46	35250	62.95
70000	62101	89.74	43750	66.29
80000	71276	89.74	52250	68.75
90000	80451	90.19	60750	70.64
100000	89626	90.35	69250	72.14
200000	182444	91.59	164250	83.80
500000	467048	93.56	449250	90.57

注：低保困难对象的补偿费用包括实时救助和年度救助补偿费用；非困难对象的费用为年度救助补偿费用。

3. 从实施效果方面来看

2013 年，职工和城乡居民共有 2658689 人参保，受益人数达 34364

人，其中城镇职工 18164 人，受益率为 1.16%，城乡居民 27200 人，受益率为 2.47%，苏州市本级大病患者的受益率高于国务院医改办测算的大病发病率（0.2% ~ 0.4%）。此外，根据苏州市不同人群医疗负担情况，当农村居民和城镇居民的合规医疗费分别超过 6 万元、50 万元时，就会发生灾难性卫生支出，由此可见，农村居民的医疗负担比远远高于城镇居民。相比较而言，城乡居民中的低保人员虽然其政策补偿比较高，但其医疗负担比还是高于城乡居民的平均水平。

表 5　2013 年苏州市本级城乡家庭医疗负担比

合规医疗费用（元）	低保人员（%）	农村居民（%）	城镇居民（%）
10000	18.25	11.57	6.16
20000	38.10	20.34	10.83
30000	57.94	27.52	14.65
40000	38.57	33.10	17.63
50000	52.21	37.09	19.75
60000	65.11	39.48	21.02
70000	77.50	41.88	22.3
80000	82.08	44.27	23.57
90000	85.35	46.66	24.84
100000	88.63	49.05	26.12
200000	110.04	57.03	30.37
500000	135.93	80.96	43.11

注：医疗负担比 ≈ 自负医疗费用 / （家庭可支配收入 – 食品支出）。

总体来看，苏州市本级大病保险制度总体上运行良好。一方面，大病保险政策对低保特困对象进行倾斜，体现了对弱势群体的救济。2013年，苏州市本级有 616 名特困人员享受到了 357.58 万元自费救助，加上其他医疗救助政策，治疗费用的补偿比例超过 90%。但另一方面，苏州市本级起付线（4000 元）过低，费用区间设置不合理，无法有效针对大病患者进行保障，同时还会导致大病保险基金过度使用。

（三）宿迁市大病保险实施效果评价

2013 年，宿迁市被定为苏北地区大病保险的试点城市。根据江苏省发展和改革委员会等六部门印发《关于开展城乡居民大病保险工作的指导意见》，宿迁市结合地区实际情况，制定并颁布了《宿迁市大病保险暂行办法》。宿迁市整合城乡大病保险，全市参保职工、居民和参合人员的大病保险同步实施，区域内城镇职工、居民和新农合大病保险资金与商业保险机构统筹结算，构建了"一体化运行，一站式结算，三位一体服务"的大病保险经办模式。

1. 从制度目标方面来看

2014 年，宿迁市城镇职工、城镇居民与农村居民参加大病保险的人数分别为 534818 人、836177 人、3832072 人。大病保险的基金使用率为 206.66%，基金亏损率为 106.66%，这意味着宿迁市大病保险基金严重收不抵支，即待遇水平和筹资水平不相匹配，长期下去会使大病保险政策不具备可持续性，制度目标难以实现。

2. 从运行过程方面来看

2014 年，城镇职工、城镇居民和农村居民按照人均 15 元/年筹资，直接从基本医保年度筹资中划入大病保险专项基金（农村与城市是分开的），其中职工从基本医疗保险基金中划拨 1%，城镇居民从基本医保基金中划拨 3.4%。此外，根据宿迁市大病保险具体政策，农村居民的起付线（1 万元）低于城镇职工（1.3 万）和城镇居民（1.3 万），分段补偿的赔付比例高于城镇职工和城镇居民，因此，农村居民的政策补偿比高于城镇职工和城镇居民（详见表 6）。城镇职工、城镇居民大病保险的实际补偿比平均为 56.44%，说明大病保险政策弥补了基本医疗保险城镇职工和城镇居民之间的待遇差距，减轻了城镇居民的疾病负担。

表 6　2014 年宿迁市大病保险政策补偿比

合规医疗费用（元）	农村居民补偿费用（元）	农村居民政策补偿比（%）	城镇居民与职工补偿费用（元）	城镇居民与职工政策补偿比（%）
10000	0	0.00	0	0.00
20000	6000	60.00	3500	50.00
30000	12000	60.00	8500	50.00
40000	18000	60.00	13500	50.00
50000	24000	60.00	18500	50.00
60000	30500	61.00	23700	50.43
70000	37000	61.67	28900	50.70
80000	43500	62.14	34100	50.90

合规医疗费用（元）	农村居民补偿费用（元）	农村居民政策补偿比（%）	城镇居民与职工补偿费用（元）	城镇居民与职工政策补偿比（%）
90000	50000	62.50	39300	51.04
100000	56500	62.78	44500	51.15
200000	126500	66.58	99500	53.21
500000	361500	73.78	159500	59.50

注：政策补偿比＝可补偿费用/（合规医疗费用－大病保险起付线）。

3. 从实施效果方面来看

2014 年，宿迁市城镇职工和城镇居民发生的平均合规医疗费用分别是 16010 元、17104 元，医疗负担比分别是 25.49%、26.56%，低于 40%，说明居民未发生灾难性卫生支出。但根据表 7 可以看出，宿迁市大病保险政策避免居民发生灾难性卫生支出的保障性较弱，随着大病患者的合规医疗费用的上涨，虽然政策补偿比在不断提高，但居民的医疗负担也在不断增大。当农村居民和城镇居民的合规自负医疗费用达到 30000 元左右时，便会出现灾难性卫生支出；当发生巨额医疗费用时，城乡居民医疗负担比就会迅速增大。由于宿迁市大病保险的起付线较高，对应的分段补偿比例较低，再加上宿迁市的经济水平并不发达，因此，若居民发生较高额的医疗费用时，则容易陷入因病致贫和因病返贫的困境。通过受益率指标可发现，城镇职工（1.39%）和城镇居民（1.22%）高于农村居民（0.07%），表明起付线低于城镇职工和城镇居民并没有使农村居民获益更多，农村居民对大病保险政策的知晓不足，出现有病不医的情况。

表 7　2014 年宿迁市城乡家庭医疗负担比

合规医疗费用（元）	农村居民（%）	城镇居民（%）
10000	21.31	19.60
20000	29.84	32.34
30000	38.36	42.14
40000	46.88	51.94
50000	55.41	61.74
60000	62.87	71.14

续表

合规医疗费用（元）	农村居民（%）	城镇居民（%）
70000	70.33	80.55
80000	77.78	89.96
90000	85.24	99.37
100000	92.70	108.77
200000	231.22	196.97
500000	295.15	412.56

注：医疗负担比≈自负医疗费用／（家庭可支配收入–食品支出）。

　　总体来看，宿迁市虽然在制度层面上统筹了城镇职工、城镇居民和农村居民大病保险，但是在实际运行过程中，这三类群体的大病保险基金还是分开独立运行的，因而大病保险没有实现统收统支、互助共济。从2014年的数据来看，若三类群体实行大病统筹及相同缴费、相同补偿政策，那么农村居民、城镇职工和城镇居民的缴费分别占筹资总额的72.39%、8.97%、18.64%，受益人群分别占受益总人数的13.33%、36.57%、50.10%。可见，农村居民的缴费责任较大，但赔付受益较小。原因主要是宿迁市农村居民和城镇职工、城镇居民的参保数量和人口结构差别较大。在宿迁市大病保险的参保人中，农村居民参保数量最多，参保人数是城镇职工的7.17倍，是城镇居民的4.58倍，并且农村居民的人口老龄化并不严重，发生重大疾病风险的概率低，使用大病保险基金的数额较少。因此，若宿迁市统筹城镇职工、城镇居民和农村居民大病保险，可以在缴费和补偿政策上向农村居民倾斜。

（四）射阳县大病保险政策实施效果分析

　　2013年，射阳县开始初步探索城镇居民大病保险制度，2014年3月出台了《射阳县城镇职工和城镇居民大病保险实施意见（试行）》，统一将城镇职工和城镇居民纳入一个大病保险制度框架，统筹了城镇职工和城镇居民大病保险制度。至此，射阳县形成了两套不同的大病保险保障方案，城镇职工、城镇居民大病保险分属人力资源和社会保障局管理，农村居民大病保险分属民政局管理。由于获得的农村居民大病保险的数据缺失较多，因此，下文主要分析城镇职工和城镇居民大病保险的情况。

1. 从制度目标方面来看

　　2014年，射阳县大病保险城镇职工的参保人数为106616人，城镇居民参保人数为 74232 人,大病保险的基金使用率为 89.44%。可见,短期内,射阳县目前的筹资办法和筹资水平不会对基本医疗保险基金造成压力,但随着人口老龄化的日益加剧,及基本医疗保险使用率的提高,职工和居民大病受益率也会随之提高,必定会给大病保险筹资带来压力。

2. 从运行过程方面来看

2014 年,射阳县大病保险城镇职工和城镇居民按每人每年 24 元的标准筹集,其中,城镇职工大病保险筹资总额为 2558774 元,占大病保险筹资总额的 58.95%,补偿总额为 2556852 元,占大病保险补偿总额的 65.87%;城镇居民大病保险筹资总额为 1781578 元,占大病保险筹资总额的 41.05%,补偿总额为 1324812 元,占大病保险补偿总额的 34.13%。可见,射阳县城镇职工和城镇居民的筹资占比与补偿占比差距不大,大病保险基金基本上实现了均衡的互助共济。此外,根据射阳县的不同合规医疗费用下的政策补偿比可以看出(见表 8),城镇职工和城镇居民的政策补偿比从 40000 元开始高于农村居民,并且政策补偿比稳步提高,而农村居民大病保险由于设置了 50000 元的封顶线,导致政策补偿比在合规医疗费用达到 50000 元时开始降低。同时,城镇居民大病保险的实际补偿比(45.21%)与平均合规医疗费用(25930 元)高于城镇职工的实际补偿比(31.68%)与平均合规医疗费用(18943 元),说明城镇居民重大疾病的发病率与医疗费用均高于城镇职工。

表 8　2014 年射阳县大病保险政策补偿比

合规医疗 费用(元)	农村居民 补偿费用(元)	农村居民 政策补偿比 (%)	城镇职工和居民 补偿费用 (元)	城镇职工和 居民政策补偿比 (%)
10000	0	0	0	0
20000	3440	50.00	4500	50.00
30000	8815	52.23	9500	50.00
40000	8255	30.71	14500	50.00
50000	14255	38.65	19500	50.00
60000	14255	30.41	25500	52.04
70000	14255	25.06	31500	53.39
80000	14255	21.31	37500	54.35
90000	14255	18.54	43500	55.06

合规医疗 费用（元）	农村居民 补偿费用（元）	农村居民 政策补偿比 （%）	城镇职工和居民 补偿费用 （元）	城镇职工和 居民政策补偿比 （%）
100000	14255	16.41	49500	55.62
200000	14255	7.63	111950	59.23
500000	14255	2.93	329500	67.38

注：政策补偿比 = 可补偿费用/（合规医疗费用 – 大病保险起付线）。

3. 从实施效果方面来看

2014 年城镇居民的受益率为 0.15%，低于城镇职工 0.40% 的受益率，说明参保的城镇居民和城镇职工重大疾病的发病率和疾病的严重程度不同，城镇居民重大疾病的发病率要高。根据射阳县城镇居民和农村居民的医疗负担情况（详见表 9）可发现，一方面，射阳县大病保险政策避免居民发生灾难性卫生支出的保障性较弱，居民的医疗负担较大。2014 年，射阳县城镇居民发生的合规医疗费用为 30000 元时，医疗负担比是 43.61%，居民已经发生灾难性卫生支出。此外，随着大病患者的合规医疗费用的上涨，虽然政策补偿比在不断提高，但居民的医疗负担也在不断增大，并且当农村居民和城镇居民的医疗费用略高过起付线（11000 元）时，便会出现灾难性卫生支出。另一方面，农村居民的医疗负担高于城镇居民，尤其是合规医疗费用达到 50000 元时，农村居民和城市居民的医疗负担迅速扩大。主要原因是，农村居民家庭可支配收入低于城市居民，且补偿时存在 50000 元封顶线的设置，以致农村居民获得的政策补偿水平低于城市居民。

表 9 2014 年射阳县城乡家庭医疗负担比

合规医疗费用（元）	农村居民（%）	城镇居民（%）
10000	31.85	21.27
20000	52.75	32.98
30000	67.48	43.61
40000	80.22	54.25
50000	92.96	64.89
60000	124.81	73.40
70000	156.66	81.91

合规医疗费用（元）	农村居民（%）	城镇居民（%）
80000	188.51	90.42
90000	220.36	98.93
100000	252.21	107.44
200000	570.72	171.26
500000	1526.26	362.74

注：医疗负担比≈自负医疗费用／（家庭可支配收入－食品支出）。

总体来看，经过一年的探索实践，射阳县大病保险的筹资水平和待遇水平相适应，基金运行平稳，绩效优良。一方面，射阳县严格控制大病保险的保障范围，起付线（11000 元）相对较高，合规医疗费用区间划分较窄（仅包括住院和特殊门诊政策范围内的自付费用，不包括自费费用），因此，射阳县大病保险基金收支能维持基本平衡。但另一方面，射阳县大病保险政策避免居民发生灾难性卫生支出的保障性较弱。射阳县属于苏北经济较不发达的地区，居民的收入水平普遍不高，再加上大病保险的保障水平较低，居民的医疗负担仍较大，农村居民和城镇居民发生的合规医疗费用略高过起付线时，便会出现灾难性卫生支出。

（五）四地区大病保险效果评价分析

相对于苏北地区而言，苏南地区的经济发展水平和社会发展水平都较高，在统筹城乡基本医疗保险与设立大病保险制度方面均首先进行了试点和创新。太仓市和苏州市本级已经实现了城镇职工大病保险和城乡居民大病保险统筹；宿迁市虽然在制度层面上统筹了城镇职工、城镇居民和农村居民的大病保险，但在实际运行中，这三种大病保险基金仍独立运行；射阳县实现了城镇职工与城镇居民大病保险的统筹，但农村居民大病保险仍独立运行。根据上文对太仓市、苏州市本级、宿迁市与射阳县大病保险制度的政策实施情况的分析，下文将对四地区的整体运行效果进行总结和评价。

第一，在制度目标方面，苏州市本级与宿迁市大病保险基金发生出险，四地区的大病保险制度设计基本与当地经济发展水平相适应，大病保险基本实现全覆盖。但对四地区基金使用情况比较后可发现，苏州市本级与宿迁市大病保险均存在基金出险的问题。苏州市本级的大病保险受益率高于太仓，但筹资水平（40 元/人·年）低于太仓（职工：50 元/

人·年）；宿迁的大病保险受益率高于太仓，但筹资水平（15元/人·年）仅为太仓市职工的30%。这说明苏州市本级和宿迁市大病保险的受益率较高，但筹资水平较低，易导致基金出险。再加上医疗费用上涨快，大病保险的风险管控存在一些问题，导致这些地区的大病保险基金可持续性成为较为突出的问题。

第二，在运行过程方面，主要存在三个方面的问题，即筹资方式单一、缺乏独立的筹资机制、起付线设置不够科学合理，且宿迁市与射阳县筹资水平有待提高。

从四地区的筹资方式来看，大病保险基金从基本医疗保险基金中划拨，主要有两种方式：一是从上一年度基本医保基金结余中划拨，如太仓，该筹资方式的实现必须是统筹基金要有持续性结余；二是在不提高基本医保筹资水平前提下，从当年基本医保统筹基金中划拨，如苏州、宿迁和射阳，该筹资方式要求基本医保基金的筹集水平要具有足够的保障能力，能承受重大疾病补偿水平。这两种筹资方式均难以维持大病保险基金的稳定持续发展，有必要积极拓展大病保险筹资渠道。①

从四地区的大病保险人均筹资标准来看，宿迁市与射阳县筹资水平明显低于太仓市与苏州市本级。根据国务院医改办的测算，城乡居民大病发生概率为0.2%~0.4%，需平均每人每年从基本医保基金筹集40元来保障大病保险。对于经济较发达的苏南地区，筹资水平达到了测算水平；而对于经济欠发达的苏北地区，筹资水平通常为人均15~24元，明显低于测算水平。宿迁和射阳的筹资水平较低，可能受制于当地经济发展水平和财政支付能力，测算方案比较保守。

从起付线的设置来看，四地区均缺乏科学性。理论上，起付线应按上一年度当地居民人均可支配收入的50%设置，但在实际运行过程中，苏州市的起付线最低，仅为4000元，远远低于上一年度城镇居民（29677元）与农村居民（12202元）人均可支配收入的50%，且城乡居民大病保险的受益率是2.47%，高于重大疾病的发生概率，但大病保险的准入标准过低，不能精准地锁定大病患者。相反，射阳县大病保险起付线过高，为上年度该地区农村居民人均纯收入水平，导致该地区部分农村大病患者不能进入大病保障范围，实际上加重了农村居民医疗负担。

---

① 吴海波：《大病保险筹资与控费机制改革研究》，《中国卫生经济》2014年第5期。

第三，在实施效果方面，地区之间和城乡之间医疗负担差距比较大，其中苏北地区，尤其是农村，居民医疗负担较重。

从医疗费用的可负担性来看，经济水平较高的地区，如太仓、苏州，职工和城乡居民的收入水平较高，居民的医疗负担比不算高，只有发生较高额的医疗费用时，大病患者才会出现灾难性卫生支出。而对于经济水平较低的地区，如宿迁市和射阳县，职工和居民的工资收入或人均可支配收入较低，因此居民的医疗负担相对较大。2013年苏州市本级城镇居民和农村居民的合规医疗费用分别为50万元、6.5万元时，会发生灾难性卫生支出；而射阳县城镇职工和城镇居民的合规医疗费用分别是18943元、25930元时，就将发生灾难性卫生支出。此外，相对于城镇职工和城镇居民而言，农村居民收入水平最低，即使政策补偿比高于城镇职工与城镇居民，当合规医疗费用刚刚达到起付线时，也可能出现灾难性卫生支出，因此农村居民的医疗负担比较高。如太仓市城镇居民发生10万元的合规医疗费用时才会发生灾难性卫生支出，而农村居民仅发生4.5万元合规医疗费用时，就已经发生灾难性卫生支出。可见，即使政策补偿比是贫困人口高于非贫困人口，农村居民高于城镇居民和城镇职工，但是由于城乡之间、就业与非就业不同人群的收入差距较大，必然导致基于扣除生活必需品支出的家庭可支配收入的医疗负担比是贫困人口高于非贫困人口，农村居民高于城镇居民，非就业居民高于就业居民。由此可见，虽然我们对低收入人群实施补偿加救助的方式，但是仍然无法彻底解决贫困人口的灾难性卫生支出高发比例。

四　建议

我国医疗保险本身包括大病保障的设计初衷，目前的保障对象已经覆盖全民，保障水平也在不断提高，如取消封顶线，保障范围从住院扩展到门诊，补偿目录也在不断扩大等。按照这样的发展路径，当基本医疗保险发展到一定阶段时，大病保障功能必然融入，我国"碎片化"医疗保险制度在统筹和发展过程中也必将整合为一个整体。从这个角度看，大病保险可以说是一个过渡性的制度安排。① 因此，建立大病保险应当适

① 仇雨临、黄国武：《大病保险运行机制研究：基于国内外的经验》，《中州学刊》2014年第1期。

应全民医保、城乡统筹和制度融合的改革方向，不应当以打补丁的方式来解决存在的问题。为应对"碎片化"带来的挑战，大病保险应当在一体化的视角下推进。大病保险应当是：明确大病保险政策的功能与属性，提高大病保险与医疗救助的有效衔接；增强大病保险筹资渠道的独立性、筹资机制的稳定性与可持续性；统筹职工和城乡居民大病保险，补偿政策适当向农村居民倾斜。

由于医疗救助制度是医疗保障的网底，所以在实施大病保险政策的过程中，应积极探索与医疗救助的衔接机制。因此，为了使贫困人群能够享有与一般人群相同的医疗保障，首先要资助他们参加社会保险，并使他们能按规定享有社会保险的待遇。其次，大病患者经基本医疗保险和大病保险或补充医疗保险补偿后仍然难以负担的住院医疗费用（同时可兼顾门诊医疗费用），可通过医疗救助制度帮助解决，使贫困人群参加基本医疗保险后可以获得更多"优惠"型的实惠。与此同时，大病保险与医疗救助的衔接工作必须加强人力资源和社会保障相关部门与民政部门的配合，搞好医疗救助与基本医疗保险的衔接，将发生较高额重大灾难性卫生支出（如医疗负担超过50%）、"因病致贫"严重的大病患者纳入医疗救助体系，发挥社会保险和医疗救助的综合效能。

大病保险的筹资机制主要针对筹资标准、基金来源、统筹层次三个方面。建议精算定价与按比例筹资相结合，合理科学地设置大病保险的筹资水平。在城乡居民基本医疗保险筹资水平不断上升的趋势下，固定比例的筹资方式更为灵活。大病保险的筹资水平应以基本医疗保险的经验数据为基础，建立精算模型，确定合理的划拨比例。当前我国对大病保险采用属地化的管理，在确定大病保险的筹资水平时应充分考虑当地经济发展水平、城乡居民可支配收入水平、大病发病的概率、医保基金使用情况、医疗服务的水平、医疗费用上涨情况、居民缴费能力等多个方面，以保证基金能够"以支定收，略有结余"。但固定比例筹资方式会受限于基本医疗保险基金结余，使大病保险筹资缺乏独立性，因此需要拓宽大病保险筹资渠道。可建立政府、社会和个人合理分担的多渠道筹资机制，建议通过政府征收特种税、社会机构和企业捐款、慈善事业募集资金、提高个人缴费水平等方式来实现。此外，基金的统筹层次越高，风险分散能力越强，因此，应鼓励有条件的地区积极推进大病保险的市级、省级统筹，对大病保险进行统一管理；而不具备条件的地区，可探索建立市级与省级风险调剂金，作为风险准备金使用。①

为了提高大病风险的互济性，进一步减轻农村居民的医疗负担，应当统筹职工和城乡居民大病保险基金，建议职工和居民的大病保险实行"不同缴费、同等待遇"，即不同的缴费水平，相同的起付线和分段区间与赔付比例设置，或者"相同缴费、差别待遇"，即相同的缴费水平，不同的起付线和分段区间与赔付比例设置。为了更有效地减轻农村居民的医疗负担，建议实行"相同缴费、差异化待遇"，适当降低农村居民的起付线、提高分段赔付比例。此外，对于医疗负担较重的居民，还可对其进行医疗救助，以解决"因病致贫"与"因病返贫"问题。

---

① 王琬：《大病保险筹资机制与保障政策探讨——基于全国 25 省〈大病保险实施方案〉的比较》，《华中师范大学学报》（人文社会科学版）2014 年第 3 期。

中国卫生管理研究

2016 年第 1 期　总第 1 期

第 84~103 页

© SSAP, 2016

商业保险机构参与医疗保障体系的模式比较研究

——以城乡居民大病保险为例[*]

宋宝香　孙文婷[**]

摘　要： 虽然我国全民医保的目标已基本实现，但如何调动多方资源，发挥各自优势，实现管办分离，改进基金使用效率，仍是医疗保险目前面临的重大问题。基于公私合作模式，引入市场机制，鼓励商业保险机构参与到医疗保障体系中成为一种可行的方法。本文以城乡居民大病保险为例，结合当前全国各地实践，提出商业保险机构参与医疗保障体系的两种模式——保险合同型和委托管理型，并对其进行对比分析，提出了相应的政策建议，以期为各地实践提供有意义的借鉴。

关键词： PPP 模式　医疗保障体系　城乡居民大病保险

一　引言

虽然我国已形成了以城镇职工基本医疗保险、城镇居民基本医疗保

---

[*]　本文为国家博士后基金项目"商业保险机构参与医疗保障体系的机制和效果研究"（2013M541650）、江苏省博士后基金项目"商业保险机构参与医疗保障体系的机制和效果研究：基于江苏省的调研"（1301090C）、教育部人文社科研究青年项目"我国企业海外技术并购、认知距离与技术能力提升：路径与机制"（13YJC630135）的阶段性成果。

[**]　宋宝香，南京中医药大学经贸管理学院教师，副教授，硕士生导师，南京大学政府管理学院公共管理博士后，电子邮箱：bxsong2012@126.com；孙文婷，南京中医药大学经贸管理学院教师，讲师，电子邮箱：massunwenting@126.com。

险与新型农村合作医疗三项基本医疗保险为主体的多层次医疗保障体系，覆盖率达到95%以上，全民医保的目标基本实现，但是由于我国基本医疗保障制度的保障水平比较低，"看病难、看病贵"依然是当前社会各界普遍关心的民生问题之一，而医疗保障体系的运行效率是问题得以解决的瓶颈之一。因此，在我国医疗保障体系覆盖面不断扩大的情况下，如何调动多方资源，发挥各自优势，实现管办分离，改进医疗保险基金的管理和使用效率，提高医疗服务的效率，从而不断提高医疗保障水平，成为医疗保障改革面临的重大课题。

新公共管理理论认为，在公共服务的提供中，政府或公共部门占据主导地位，是公共服务的安排者（提供者），而私营部门作为服务和产品的生产者，根据与政府或公共部门签订契约中所规定的服务形式生产服务和产品，直接或间接从政府或公共部门获得费用，由此促生了公私合作模式，即PPP模式（public – private partnerships，PPPs）。从20世纪80年代开始，PPP模式成为公共服务领域补充或替代传统供给模式的一种制度安排，[①]并在世界各地得到广泛应用。我国是以实行社会医疗保险为主的国家，虽然我国社会医疗保障制度属于公共物品范畴，是政府供应的范围，应该由政府管理，但是政府"供应"并不必然是政府"生产"。因此，借鉴PPP模式，引入市场机制，鼓励商业保险机构参与到医疗保障体系中，成为提高医疗保障体系运行效率的一种可行的方法。

在此背景下，我国先后出台了多项政策，倡导引入市场机制，鼓励和支持商业保险机构参与到医疗保障体系中。如国务院2009年7月24日出台的《国务院关于印发医药卫生体制改革近期重点实施方案的通知》提出，积极提倡以政府购买医疗保障服务的方式，探索委托具有资质的商业保险机构经办各类医疗保障管理服务；2012年4月11日，卫生部等四部门出台了《关于商业保险机构参与新型农村合作医疗经办服务的指导意见》；2012年8月30日国家发改委等六部委发布《关于开展城乡居民大病保险工作的指导意见》，提出采取政府委托办理、购买服务等方法，由商业保险机构承办大病保险，建立政府、个人和保险机构共同分担大病风险的机制。

目前全国各地也在不断尝试和探索将商业保险机构引入医疗保障体

---

① Jianxing, Y. and Zhiyuan, Q. "PPPs: Inter – actor Relationships Two Cases of Home – based Care Services in China." *Public Administration Quarterly*, 2012, 36（2）: 238 –264.

系的方式，如江苏太仓、江阴，广东湛江，河南新乡等，在提高基金运行效率、降低医保经办成本等方面取得了良好的效果，形成了一定的示范效应。但是，也有学者持不同观点，认为商业保险对社会医疗保障具有正负两种影响，基本医疗保险中服务外包需要实现政治、经济与社会目标的平衡，湛江模式尚不能预期一定获得社会支持和具有好的结果。①因此，本文以城乡居民大病保险为例，以现有试点地区为研究对象，对商业保险机构参与医疗保障体系的模式进行对比分析，从引入背景、运行机制、运行效果等方面进行论证并提出相应的措施建议，以期为各地实践提供借鉴和指导。

二 文献回顾

由于各国医疗保障体系不同，我国医疗保障体系及其面临的问题与国外存在较大差异，商业保险机构参与医疗保障体系的模式、机制也存在很大不同，在此主要集中回顾国内的相关研究，从而体现中国医疗保障体系这一情境的特殊性。本文将从 PPP 模式在医疗卫生领域的应用和商业保险机构参与医疗保障体系两方面对相关文献进行简要回顾。

（一）国内对 PPP 模式在医疗卫生领域应用的研究

PPP 模式作为在西方国家广为流传的公共产品供给新模式，被广泛地应用于基础设施、学校、医院、监狱等多个投资领域。国内学者也针对 PPP 模式在医疗领域进行了相应的研究。如周典等指出在卫生科技创新的投融资机制中引入 PPP 模式，可在一定程度上减轻政府财政压力，弥补医疗卫生单位的投入不足，提高卫生资源配置效率；②吴可望认为公私合营模式为我国医疗卫生服务供给提供了一种新的思路；③张喆等以制药企业与非营利组织进行 PPP 合作为背景，分析了合作参与度和嵌入度以及

---

① 杨燕绥、闫俊：《中外社会保障公共服务管理模式变迁新解——厘清公共服务"私有化"、"回归"与"外包"》，《行政管理改革》2011年第6期，第68~70页。

② 周典、刘心报：《PPP 模式与卫生科技投融资机制的创新》，《中国科技论坛》2007年第2期，第26~29页。

③ 吴可望：《我国医疗卫生服务提供的公私合营模式探讨》，《厦门特区党校学报》2008年第2期，第71~74页。

控制权配置对合作效率的影响。[①]

　　针对医疗保障领域，雷玉琼等分析了江苏江阴在新农合中引入 PPP 模式的优势；[②] 于殿江等分析了新农合供给的 PPP 模式，并指出了 PPP 模式在新农合中的应用意义；[③] 康静宁分析了 PPP 模式在我国医疗卫生领域应用的两种模式——门头沟模式和湛江模式；[④] 刘海兰等认为我国医疗保障引入 PPP 模式的具体形式可以有两种：服务外包和外围建设；[⑤] 吴海波等指出全国各地的实践充分证明，政、保合作不仅发挥了各自的优势，形成了优势互补、风险共担的合作机制，更主要的是大大提高了城乡居民大病保险的运作效率、服务水平和整体质量。[⑥]

　　此外，从公共服务外包的视角，刘德浩和庞夏兰认为社会保障公共服务外包的核心是基于公共服务的安排者和生产者相分离理论而形成的公共服务供给机制，服务外包的标的是服务功能，不是政府责任，政府相关部门（比如社会保险经办机构）作为制度安排者，将生产责任委托给私人部门，二者之间就建立了委托代理关系，代理风险由此产生。[⑦] 但也有学者持不同观点，如陈仰东指出，中国选择缴费型社会保险制度和政府主导型管理模式，是完全符合国情的理性选择，《社会保险法》以国家法律的形式将此固定下来，从而保障了经办体制的稳定性和可持续性，政府直接经办社会保险事务，具有公正公平的独特优势。[⑧] 杨燕绥等在对

---

① 张喆、贾明、万迪昉：《合作参与度和嵌入度对合作效率影响研究——以中国医疗卫生领域内的 PPP 合作为例》，《管理学报》2009 年第 2 期，第 192～201 页。

② 雷玉琼、贺丽平：《论 PPP 模式在新型农村合作医疗中的应用——以江阴为例》，《求索》2010 年第 9 期，第 66～68 页。

③ 于殿江、陈昕、蔡蒙琦：《新型农村合作医疗供给的 PPP 模式研究》，《山东大学学报》（哲学社会科学版）2013 年第 6 期，第 71～79 页。

④ 康静宁：《PPP 模式在我国医疗卫生领域的应用研究——兼论 PPP 模式在政府公共管理转型中的作用》，《海峡科学》2013 年第 10 期，第 3～4 页，第 22 页。

⑤ 刘海兰、何胜红：《论 PPP 模式在我国基本医疗保障体系建设中的运用》，《北京劳动保障职业学院学报》2012 年第 1 期，第 15～19 页。

⑥ 吴海波：《社会医疗保险管办分离：理论依据、制度框架与路径选择》，《保险研究》2014 年第 1 期，第 108～113 页；吴海波、何冲、蔡辉：《城乡居民大病保险制度下政、保合作的理论依据与现实意义》，《江西中医药大学学报》2015 年第 4 期，第 84～87 页。

⑦ 刘德浩、庞夏兰：《社保公共服务外包风险及其治理的理论分析》，《中国劳动保障报》2014 年第 3 期。

⑧ 陈仰东：《勿用公共服务外包推卸政府责任》，《中国社会保障》2011 年第 6 期，第 42～43 页。

中外社会保障公共服务管理模式变迁的解释中，认为公共服务从外包到回归政府已成为一种趋势，可能的原因在于公共服务私营化和民营化的成本难以控制、服务合同管理难度大、政府服务能力有所提高，以及管理目标、从追求效率转向追求公平与效率的平衡。①

由此可见，PPP 模式作为公共服务供给的一种模式已在多个领域得到应用。在医疗卫生领域，现有研究认为 PPP 模式在医疗服务供给方式上，具有最大化发挥每个部门的优势、降低发展风险、降低投入成本、提高运行效率、共享资源、风险共担、多方受益等好处，其中如何通过政府部门与私营部门之间的互动来提高运行效率、防止社会福利损失成为关键。但也有学者持不同观点，认为政府就应直接经办社会保险事务。因此，对商业保险机构是否应该参与医疗保障体系目前尚未达成共识。

（二）国内对商业保险机构参与医疗保障体系的研究

理论上，目前国内对商业保险机构参与医疗保障体系的研究，集中于以下几个方面。

1. 对商业保险机构参与医疗保障体系的必要性和可行性分析

李攀认为，由于新农合实施中的运作成本高、对风险的控制弱、监管制度不完善、相关部门的工作压力大，因此引入商业保险机构来解决上述问题具有必然性；② 夏芹等指出，在新农合运作过程中部分地区将商业保险公司纳入管理体系，实际上是公共服务外包理论的实践运用；③ 杨红燕认为保险公司作为新农合管理主体具有资格正当性；④ 刘恒璐等认为商业保险机构参与医疗保障体系在宏观环境、社会资源、专业技术、群众理念、发展前景等方面具有可行性⑤。

---

① 杨燕绥、闫俊：《中外社会保障公共服务管理模式变迁新解——厘清公共服务"私有化"、"回归"与"外包"》，《行政管理改革》2011 年第 6 期，第 68～70 页。

② 李攀：《对商业保险试水新农合的思考》，《时代经贸》（中旬刊）2008 年第 S9 期，第 91～92 页。

③ 夏芹、尹爱田、尹畅、宋春燕：《公共服务外包理论助力新农合的可行性分析》，《中国卫生经济》2008 年第 8 期，第 29～32 页。

④ 杨红燕：《公共性、效率性与盈利性——论新型农村合作医疗管理主体创新》，《武汉大学学报》（哲学社会科学版）2010 年第 1 期，第 96～102 页。

⑤ 刘恒璐、周韵婕：《浅谈商业保险与社会保险的融合——以新农合制度为例》，《时代金融》2011 年第 36 期，第 4 页。

2. 商业保险机构参与的利弊分析

一般认为，将医疗保障服务委托商业保险公司承办，政府仅负责督办和指导，在保证服务质量的同时可大大降低行政成本，商业保险还可以利用自身优势，参与基金管理，在实现基金增值的同时维护基金安全。① 但王涛等认为，江阴模式中商业健康保险产品与政府社会医疗保险产品捆绑在一起，相互依存、互为消长的现象，从长远来看，是增加还是降低了公众福利，尚有待于在具体环境中具体分析。②

3. 商业保险机构参与医疗保障体系的模式研究

一般认为，商业保险机构参与医疗保障体系有基金管理模式、保险合同模式、混合模式三种模式。③ 但也有学者提出了不同的看法，如朱伟忠认为有管理型和经营型两种模式；④ 张文斌指出商业医疗保险参与城镇职工基本医疗保障的主要模式可分为两类：一类是由社会保险经办机构征缴、运作，风险自负；另一类是由社会保险经办机构征缴，由商业保险公司进行承办和赔付，风险也由商业保险公司负责；⑤ 杨艳指出基本医疗保险大多采用委托管理模式，而对于基本医疗保险之上的补充医疗保险基本上采用保险合同模式；⑥ 张丽君指出商业保险机构参与社会医疗保险可分为委托管理型、风险保障型和共保联办型。⑦ 此外，也有学者认为商业保险机构参与医疗保障体系仅起到补充作用，如向国春等认为用医疗保障基金购买商业医疗保险，提供补充性的医疗保障是我国商业保险公司直接参与医疗保障最为常见的形式；⑧ 曾理斌等认为政府主导的基本

---

① 钱胡风：《保险公司参与新型农村合作医疗经济学分析》，《广西教育学院学报》2011 年第 2 期，第 43 ~ 46 页。

② 王涛、于保荣、杨帆：《参与新农合业务对商业保险公司的影响及可持续性分析》，《中国卫生事业管理》2012 年第 10 期，第 771 ~ 773 页。

③ 沈隆：《商业保险参与"新农合"的模式研究》，《金融理论与教学》2011 年第 6 期，第 45 ~ 47 页。

④ 朱伟忠：《商业保险参与多层次医疗保障体系的目标定位和政策思考》，《南方金融》2012 年第 9 期，第 64 ~ 66 页。

⑤ 张文斌：《商业保险参与基本医疗保障制度改革的研究》，《经济研究导刊》2010 年第 26 期，第 119 ~ 122 页。

⑥ 杨艳：《成都市大病医疗互助补充保险委托保险公司经办模式选择及实施过程研究》，硕士学位论文，西南财经大学，2012。

⑦ 张丽君：《商业保险参与社会医疗保险实践的几种模式比较》，《中国保险》2013 年第 5 期，第 32 ~ 34 页。

⑧ 向国春、顾雪非、李婷婷等：《从国际经验谈我国商业医疗保险经办社会医疗保险》，《中国卫生经济》2012 年第 6 期，第 30 ~ 32 页。

医疗保障是社会医疗保障体系的核心组成部分，商业保险参与基本医疗保障主要集中在补充医疗保障和经办服务管理业务上。①

4. 商业保险参与的成效分析

秦炜对河南省两个县新农合中商业保险基金管理承办模式与卫生部门承办模式进行对比发现，在具有基本相同的社会经济水平、新农合基金使用状况、医疗费用控制模式及满意度的情况下，采取商业保险基金委托承办新农合模式相对于卫生部门承办新农合模式节约了成本、提高了运行效率。②

但也有学者持不同的观点，如邵全权等从医疗保障改革视角分析了我国社会保险和商业保险之间存在的竞争与合作关系，发现商业保险对以各省健康生产效率衡量的社会医疗保障具有正负两种影响，而社会保障额度由于养老保障的侵占，对医疗保障具有一定的负面影响。③ 杨燕绥等通过医疗保险外包的中美案例比较研究，指出基本医疗保险中服务外包需要实现政治、经济与社会目标的平衡，并在法治的框架下建立良好的治理机制。美国医疗保险外包的双蓝模式，提供了一种服务外包的成功范式。通过与双蓝模式比较，我国的湛江模式虽具有经济效率，却对政治目标（发展生产和保障民生）与社会目标（公民支持与项目持续）有所损害，尚不能预期这种模式一定会获得社会支持和具有好的结果。④

此外，从实践来看，现实中部分地区还出现了商业保险机构参与新农合合作项目萎缩，甚至退出的情况。⑤

5. 商业保险参与中政府作用的探讨

邵全权等认为我国商业保险和社会保险是竞争与合作的关系。⑥

---

① 曾理斌、雷光和、张旭升：《商业保险参与基本医疗保障的瓶颈与对策研究》，《保险市场》2013 年第 5 期，第 78～81 页。

② 秦炜：《河南省新型农村合作医疗商业保险基金管理承办模式与卫生部门承办模式比较研究》，博士学位论文，华中科技大学，2010。

③ 邵全权、陈佳：《我国社会保险和商业保险的竞争与合作——从医疗保障制度改革视角的研究》，《上海经济研究》2009 年第 3 期，第 11～19 页。

④ 杨燕绥、李海明：《公共服务外包的治理机制研究——医疗保险外包的中美案例比较》，《中国行政管理》2013 年第 9 期，第 114～118 页。

⑤ 程颖、叶仁俊：《新公共管理视角下商业保险参与新型农村合作医疗保险的问题与对策》，《上海保险》2012 年第 5 期，第 26～27 页。

⑥ 邵全权、陈佳：《我国社会保险和商业保险的竞争与合作——从医疗保障制度改革视角的研究》，《上海经济研究》2009 年第 3 期，第 11～19 页。

郑军等认为保险业参与新农合的运作模式应该是我国农村医保制度的优先选择，其中政府责任主要包括制定相关政策法规、确保管理经费的足额到位、合理设计制度、明确各方权利义务、加强对农民的宣传教育等。①杨燕绥等认为公共服务外包是政府公共服务职能的外移，但绝不是政府公共服务责任的推卸，政府需要具备更强的公共治理能力，从法制和运行机制方面加以完善，才能使医疗保险外包真正发挥实效。②

综上所述，虽然国内外大多数学者认为 PPP 模式具有发挥各自优势、实现风险共担、促进合作共赢等好处，该模式也适用于医疗保险领域，我国从国家政策上也鼓励商业保险机构参与医疗保障体系，但也有学者持不同观点，且现实中出现了参与项目萎缩的情况，表现出理论与实践的不一致。因此，本文以城乡居民大病保险为例，对商业保险机构参与医疗保险体系的参与模式、运行机制和运行效果进行对比分析，并提出相应的政策建议，以期为实现政府和市场的双赢提供借鉴。

三 商业保险机构参与医疗保障体系的不同模式比较

（一）城乡居民大病保险

1. 大病的界定

何为重大疾病？目前我国医疗保障政策对此并没有明确的界定和统计。在实践中，卫生部、国家医改办、商业保险机构等不同主体对大病的界定有所不同。①卫生部利用自身的医疗技术优势，于 2012 年 11 月 13 日在《关于加快推进农村居民重大疾病医疗保障工作的意见》（卫政法发〔2012〕74 号文件）中指出了优先纳入医保范围的 20 种重大疾病，包括儿童先天性心脏病、急性白血病、终末期肾病等，这里的大病是医学上的病种概念。②国务院医改办在设定大病标准时，参考了世界卫生

① 郑军、仇春涓：《政府责任视角商业保险参与新农合的前世今生——我国农村合作医疗保险制度变迁的视角》，《生态经济》（学术版）2011 年第 1 期，第 45～49 页。

② 杨燕绥、李海明：《公共服务外包的治理机制研究——医疗保险外包的中美案例比较》，《中国行政管理》2013 年第 9 期，第 114～118 页。

组织关于"家庭灾难性医疗支出"① 的定义，指出如果出现家庭灾难性医疗支出，这个家庭就会因病致贫返贫，这里对大病的界定是以患病所发生的医疗费用支出来考量的，而不单纯是以病种来考虑的。③中国保险行业协会和中国医师协会 2007 年制定了适合我国保险市场的《重大疾病保险的疾病定义使用规范》，指出"重大疾病"通常具有病情严重、复杂性、治疗花费巨大等特征，重大疾病保险就是当被保险人在保险期间内发生保险合同约定的疾病、达到约定的疾病状态或实施了约定的手术时，给付保险金的健康保险产品。本文从国家社会保障的角度出发，将重大疾病界定为，当城乡居民健康出现以下两种情况之一时：①所患疾病根据医学判断为病情严重、复杂的疾病；②其医疗费用支出超出当地居民年可支配收入一定比例。

所谓城乡居民大病保险是指当城乡居民患病符合上述两个条件之一时，由医保部门对其给予相应的医疗费用补偿的过程，其目的是进一步提高医疗保障的水平。因此，城乡居民大病保险，是在基本医疗保障的基础上，对大病患者发生的高额医疗费用给予进一步保障的一项创新性举措。它不同于商业保险，是政府主导的商业保险公司承办的一种特殊的保险业务，是基本医疗保障制度的拓展和延伸，是对基本医疗保障的有益补充。

2. 城乡居民大病保险的开展和实施情况

针对城乡居民大病保险，自 2012 年开始国家层面出台了一系列的相关政策。如 2012 年 8 月 30 日，国家发改委、卫生部等六部委联合发布了《关于开展城乡居民大病保险工作的指导意见》（即 2605 号文件，以下简称《指导意见》），《指导意见》指出城乡居民大病保险是在基本医疗保障的基础上，对大病患者发生的高额医疗费用给予进一步保障的一项制度性安排。2014 年 2 月，国家卫生计生委发布《国务院医改办关于加快推进城乡居民大病保险工作的通知》，要求 2014 年 6 月底前所有省份须启动城乡居民大病保险试点工作。根据保监会数据，截至 2014 年底，大病医保已在 27 个省份开展了 392 个统筹项目，覆盖人口 7 亿人。② 2015 年 7 月，国务院办公厅《关于全面实施城乡居民大病保险的意见》指出，

---

① 所谓家庭灾难性医疗支出，是指一个家庭强制性医疗支出大于或等于扣除基本生活费（食品支出）后家庭剩余收入的 40%。

② 参见 http://china.cnr.cn/NewsFeeds/20150318/t20150318_518039860.shtml。

2015 年底前，大病保险覆盖所有城镇居民基本医疗保险、新型农村合作医疗（以下统称城乡居民基本医保）参保人群，大病患者看病就医负担大幅减轻；到 2017 年，建立起比较完善的大病保险制度，与医疗救助等制度紧密衔接，共同发挥托底保障功能，有效防止发生家庭灾难性医疗支出，城乡居民医疗保障的公平性得到显著提升。截至 2015 年底，大病保险覆盖人口在 7 亿人的基础上又有了进一步的提升，达到 9.2 亿人，报销比例普遍提高了 10~15 个百分点，345 万大病患者直接受益。全国 327 个县市参与经办新农合和城镇居民基本医保，服务人数达 8547 万人，受托管理资金达 80.3 亿元。①

（二） 商业保险机构参与城乡居民大病保险的模式比较

商业保险机构参与社会医疗保险的模式比较有代表性的有以下几种：中国人保的湛江模式、太仓模式、平谷模式，中国人寿的新乡模式、洛阳模式，平安保险的厦门模式，太平洋保险的江阴模式、苏州模式，阳光保险的襄樊模式，此外，还有玉溪模式、楚雄模式、宜兴模式、晋江模式，等等。鉴于目前城乡居民大病保险各地的实践情况，本文主要从商业保险机构参与程度将先行试点地区的经验划分为保险合同型和委托管理型，并对这两种模式加以对比分析。

1. 保险合同型：利用基本医保基金购买大病商业保险并共担风险——以江苏太仓为例

（1） 引入背景

虽然基本医保的保障水平在不断提高，但 2008~2010 年三年的相关数据显示，太仓市每年医疗费用超过 15 万元的大病患者约占基本医保参保总人数的万分之五，其中居民医保的实际报销比例仅为 50% 多，② 还有不少群众因病致贫、因病返贫。因此，太仓市开始尝试引入商业保险机构对大病进行进一步的补偿。经过多年探索，太仓市逐渐形成了城镇职工基本医疗保险和城镇居民医疗保险制度保障基本、大病保险扩大政策报销额度、商业大病保险减轻政策外医药自费负担的多层次医疗保障体系。

---

① 参见 http://www.zhikunedu.com/SheBaoZhengCe/496441.html。

② 以上数据来自太仓市人力资源和社会保障局医疗保险处。

（2）运行机制

1）筹资标准

为了解决基本医保封顶的限制，2011 年，太仓引入商业保险机制，对医疗过程中发生的个人付费部分给予二次补偿。太仓大病补充医保按职工每人每年 50 元、居民每人每年 20 元的标准，从基本医保统筹基金中直接划出一部分建立，委托人保健康江苏分公司经办，为个人自付医疗费用超过 1 万元的参保人员提供上不封顶的累进比例补偿，职工和城乡居民享受同样保障待遇。

2）补偿政策

太仓市自 2011 年度开始实施的"大病再保险"补偿方案如下：①年度起付线，个人实际负担（含政策范围内自付以及政策范围外自费）超过 1 万元；① ②分段补偿比，分成若干个补偿区间，补偿比例呈递增趋势（详见表 1），即 1 万 ~ 2 万元，报 53%，2 万 ~ 10 万元每增加 1 万元，补偿比例提高 2.5%，10 万 ~ 15 万元报 75%，15 万 ~ 20 万元报 78%，20 万 ~ 50 万元报 81%，50 万元以上报 82%；③无年度最高支付上限。其中起付线的基准与补偿比例在每年都会根据实际情况进行调整。

表 1　太仓市大病保险补偿方案设计

自费与自付部分超出额度 （万元）	补偿比 （%）	自费与自付部分超出额度 （万元）	补偿比 （%）
1 ~ 2	53	8 ~ 9	70.5
2 ~ 3	55.5	9 ~ 10	73
3 ~ 4	58	10 ~ 15	75
4 ~ 5	60.5	15 ~ 20	78
5 ~ 6	63	20 ~ 50	81
6 ~ 7	65.5	50 万元以上	82
7 ~ 8	68		

注：自费部分是指就诊时因未达到起付线而自行支付的医药花费，自付部分是指在医药报销过程中无法由基本医疗保险基金和大病医疗保险报销而自行承担的医药花费。

---

① 太仓市 2010 年农村居民的人均年纯收入为 1.8 万元，考虑到城乡居民的经济支出能力和大病保险基金的支付能力，按照约 50% 的比例确定大病保险补偿起付线为 1 万元。

3）补偿方法

大病保险实行年度结算制和动态实时结算制两种方式：单次住院可报费用超过起付线的，可实时结报；单次住院可报费用未超过起付线的，按年度累计可报费用，于结算年度完成后，一次性予以结报。报销范围包含在药典内但尚未纳入基本药物目录的药品，同时规定了"十不报"的范围，防止过度医疗。

4）组织管理

在太仓大病医保的制度框架下，太仓市人力资源和社会保障局医疗保险处作为全市基本医疗保险参保人（包括城镇职工基本医疗保险参保者和居民医疗保险参保者）的代理人，购买商业保险公司的大病保险服务。政府的主导作用主要体现在政策制定、选择合作、监管指导、调控基金四个方面。政府通过设定机构资质、业务优势及实际报销比、盈亏率、管理成本三个维度共 14 项指标，进行公开招标，遴选商业保险机构，最终选定中国人民健康保险公司江苏分公司为承办机构。随后与商业保险公司签订合同，确定大病保险的补偿方案，并先支付一定份额的医保基金，允许商业保险公司提取其中的一部分作为管理费用，以保证其正常运作。

政府医保经办机构对商业机构的大病保险经办实行全程监管指导，主要措施如下：①规范经办流程，做到"先基本，后补充"。②设立监管指导站、配备专职工作人员、建立待遇结算日常审查机制和年度综合考核制度。③实行工作联动，合作双方共同成立联合办公室。医保经办机构开设了专门服务窗口，并指导商业保险机构开发了与基本医保待遇结算关联的"大病再保险"业务经办信息软件，提高了经办服务效率；商业保险机构建立了驻院代表巡查制度，在医保经办机构授权和指导下开展医疗过程管控，并通过建立的巡查情况反馈机制，将巡查中发现的医疗机构违反基本医保管理规定等行为，及时反馈给医保行政主管部门。④加强"大病再保险"资金运行管理，设立财政专户，严控拨款程序，将经办服务费作为商业保险机构的盈利来源，实行保本微利、风险共担。其中保本微利原则具体体现在：由医保经办机构测算商业保险机构承办"大病再保险"的经办管理成本，拟定基本标准，通过竞标确认，在筹资总额中按约定比例提取基本经办服务费，年度末"大病再保险"资金有结余的，在结余部分中商业保险机构按最高不超过筹资总额的 5% 结算经办服务费增量。剩余部分，返还政府"大病再保险"资金专户，作为风险调节金。年度末"大病再保险"资金发生出险的，先用风险调节金填补，风险调节金不足时，双方各承担 50%。

（3）运行效果

通过开展"大病再保险"，实际报销比例明显提高，多数普通群众得到实惠，医保基金效应得到放大，基金运行实现预期目标。据 2011 年的相关数据显示，住院医疗费用分别在 5 万~10 万元、10 万~15 万元和 15 万~20 万元的参保者，其实际报销比例，职工分别达到 78.9%、82.7% 和 84.2%，比原来分别增加 5 个、6.3 个和 6.6 个百分点；城乡居民分别达到 70.4%、75.7% 和 74.1%，比原来分别增加 15.9 个、16 个和 16.7 个百分点。总体来讲，太仓的"大病再保险"对于有效减少因病致贫和因病返贫困境，起到了显著作用，群众的疾病负担得到了切实的减轻。

（4）该模式的特点

该模式的基本特点是：从居民缴纳的医疗保险费用及基本医保基金中，提取一定比例并以合同方式购买大病保险。保险公司提供大额医疗保险和商业大病保险，对超过住院统筹基金的医保政策内和政策外的费用，由保险公司理赔。具体运行上，保险公司与政府医保管理部门通过合署办公，建立了基本医疗保险和补充医疗保险相统一的一站式管理服务平台，减少了社保部门的人力和运营成本，实现了社保部门、保险公司与定点医院的"优势互补、无缝链接、合作共赢"，实现了群众不多花一分钱，保险保障却大幅提高的运营效果。

2. 委托管理型：保险公司经办基本医疗保险业务延伸到经办大病保险业务——以江苏江阴、河南新乡为例

（1）引入背景

自 2001 年开始，江苏江阴市探索引入保险机构经办农村合作医疗制度，最大限度地提高新农合资金使用效率。2001 年 11 月，太平洋保险江阴新农合业务管理中心成立，承保江阴市 70 万城乡非从业居民的基本医疗保险。江阴市新农合的模式是政府牵头、行政领导、征管分离、专业化运作和多方监督，其最大特点是由政府搭台并由商业保险公司实施专业化管理。江阴市较早实现了新农合"征、管、办"相分离的管理模式，建立了基本医疗保险+大病救助+商业补充保险的医疗保障制度，其中商业补充保险是在政府引导下，参保（合）群众个人出资购买的。

由于江阴市新型农村合作医疗补偿范围包括住院补偿、门诊补偿、大病救助和免费健康体检，因此发生大额费用的患病人群，在进行基本医疗保险报销后，将会出现两种情况：①符合大病救助范围的对象，先进行大病救助，再进行商业补充保险的补偿；②不符合大病救助范围的对象，直接进行商业补充保险的补偿。因此，在某种程度上，江阴模式中的大病救助在提高大病保障水平上扮演了非常重要的角色，商业补充保险在其中发挥补充保障的作用。

（2）运行机制

1）筹资标准

江阴市商业补充保险由中国太平洋人寿保险股份有限公司无锡分公司江阴支公司办理。参合人员根据自愿原则，按照60元/（人·年）的标准进行缴费，主要针对大病救助后的目录范围外的相关费用进行补充补偿。

2）补偿方案

商业补充保险补偿的标准如表2所示，全年累计最高补偿额为20万元。

表2 江阴市商业补充保险的补偿标准

序号	项目	对象	赔付范围	起付线（元）	理赔政策		最低赔付额（元）
					扣除起付线后1~10000元	10001元以上	
1	本市一、二级医院	进入目录内费用10000元以上	发生费用－新农合－城乡居民大病救助	2000	30%	40%	300
2	本市三级医院（包含远望医院）	进入目录内费用10000元以上	发生费用－新农合－城乡居民大病救助	3000	20%	30%	300
3	外市医院	进入目录内费用10000元以上	发生费用－新农合－城乡居民大病救助	4000	10%	20%	300

3）补偿方法

新农合参合者住院费用达到补充保险规定补偿标准时，补充保险依托新农合结报系统，即时进行二次补偿结报。

4）组织管理

商业补充保险主要由商业保险公司来运行，政府鼓励有资质的商业保险公司开展补充保险和健康保险业务。在医保机构（合管办）与商业保险机构合作中，政府对商业保险机构的职责进行了明确界定：商业保险机构设立江阴市新农合业务管理中心（以下简称业管中心），专门负责委托经办业务，并在本市定点医院设立驻院服务窗口，承担向合管办提供专业建议、执行服务协议、对基金运行监测、对药品诊疗目录实施管理、执行补偿政策、进行资格核准和政策咨询、开展责任调查、提供信息系统安全和维护升级等职责。商业保险机构须严格执行有关新农合基金管理规定，资金使用情况接受财政、审计部门监管。此外，商业保险机构不得在参合者结报时推销商业保险产品。

5）成本控制

在商业补充保险基金中，市合管办进行总量控制，要求商业保险机构将补充保险基金的 75% 用于参合人员的保险补偿，10% 用于远程会诊系统的建立和维护。

（3）实施效果

新农合基本医疗、医疗救助和商业补充保险三位一体的农村医疗保障安全网建立后，2011 年，江阴市实际住院补偿比例接近 50%，和周边同等筹资水平地区相比，保障水平高出 4%，均次住院费用比无锡其他地区低 1200 多元。与邻近相仿地区相比，江阴财政支出的新农合经办费用低 30% ~ 40%。

自 2004 年开始中国人寿全面经办新乡市新农合业务，逐渐确立了"政府组织引导，职能部门监督管理，中国人寿承办业务，定点医疗机构提供服务"的运行机制，形成了"新乡模式""洛阳模式"。随着保险机构业务的不断拓展以及城乡居民大病保险的设立，目前中国人寿承保了城镇职工大额补充医疗保险、城镇居民大额补充医疗保险、城乡困难群众医疗救助保险等六项业务。引入商业保险机构经办后，洛阳的大病实际报销比例达到 53%。

（4）该模式的特点

在江阴模式和新乡模式中，商业保险机构在经办业务中全部采用委托管理方式，与政府签订"委托管理协议"，明确双方责任。保险公司提供专业服务，收取固定的服务费用，不提供任何风险保障；对医疗基金的运营盈亏也不承担责任，收取委托管理费，不承担基金风险。商业保险机构在相关承办单位工作人员合理配置、参合信息录入核对、补助支付业务审核质量、对定点医院的资金结算、对乡站专管员的管理、统计报表上报、档案管理、财务管理等方面逐步达到市政府的要求，建立起政府引导、卫生部门监督管理、保险公司承办审核业务、定点医疗机构提供医疗服务的管办分离运行机制。

除了江苏太仓、江阴，河南新乡、洛阳外，国内其他地区也在城乡居民大病保险方面实践了切实可行的做法，虽在大病医保制度设计方面存在一定差异，但基本上可以划分到这两种模式中。在此，将全国先行试点各地城乡居民大病保险的做法加以归纳整理，具体情况见表3。

从表3可以看出各地大病医保制度设计的相关情况。①资金来源。大多数试点地区采用了利用基本医疗保险基金划拨一部分来购买商业大病保险的做法，即资金来源是基本医疗保险基金，这种做法没有额外增加参保人员的负担，不需参保人员再缴费，与国家《指导意见》的精神相吻合。②筹资标准。各地的筹资标准不一，但大多数地区是在考虑当地经济发展水平、城乡居民可支配收入、大病发病的概率以及医疗服务的水平等多个因素的基础上进行测算得到的。③补偿方案。补偿方案是在政府提供政策性框架的前提下，由商业保险机构根据当地大病保险基金总量、当地大病发病率、基金的使用要求等多方面因素加以测算制订出来的，其最主要的目标是通过分段制定不同的报销比例，这样既能提高大病补偿水平，又能降低基金风险，保证基金的正常运行。④采用商业保险机构经办的方式进行，对商业保险机构的经办费用进行核算。多数地区的盈利率都控制在5%以内，对经办费用所占的比例也多有限制，对商业大病保险的亏损多数地方采取政府和商业保险机构共担的方式来解决，但也存在亏损由政府兜底或商业保险机构承担的情况。⑤承办机构的选择。从现行试点地区的经验来看，多数地区采用了招投标的方式来选择有资质的商业保险机构作为承办方。

3. 两种参与模式的对比分析

保险合同型和委托管理型的商业保险参与医疗保障体系的方式在责任承担、与政府的关系、政策支持、与政府合作的稳定性和对保险公司的激励等方面各有特点，具体见表4。

表 3 各地商业保险机构参与城乡居民大病保险的模式比较

地区	太仓	湛江	厦门	襄阳	山东	江阴
大病医保模式	基本 + 补充 + 大病救助	基本 + 补充 + 大病救助	基本 + 补充 + 大病救助	基本 + 补充 + 大病救助	基本 + 补充 + 大病救助	基本 + 大病补充
统筹层次	市级统筹	市级统筹	市级统筹	市级统筹	新农合省级统筹	市级统筹
资金来源	基本医保基金拨付	基本医保基金拨付	基本医保基金拨付	基本医保基金拨付	基本医保基金拨付	个人出资
筹资水平	职工 50 元/人；居民 20 元/人	9 元/人，18 元/人两档，自由选择	10 元/人	—	15 元/人	60 元/人
大病医保起付线	基本医保后，自付 1 万元	基本医保 5 万元以上	基本医保封顶线以上	基本医保 3 万元以上	无	大病救助起付线为 2 万元*
补偿比例	分段补偿比，1 万 ~ 2 万元，53%；2 万 ~ 10 万元每增加 1 万，比例提高 2.5%；10 万 ~ 15 万元,75%；15 万 ~ 20 万元，78%；20 万 ~ 50 万元，81%；50 万元以上，82%	分段补偿，5 万 ~ 16 万元，50%；16 万元以上，70%	大病保险支付 75%，个人自付 25%	3 万 ~ 9 万元报销 60% ~ 65%	8000 元以下，17%；8000 元及以上，73%	参合救助、门诊救助和住院救助
封顶线	无	16 万元（18 万元**）	21 万元	9 万元	20 万元	20 万元
商业保险机构成本与利润	成本：筹资额的 4.5%；利润 5%；多余部分返还基本医保；亏损各担 50%	3% 的盈利；超过部分 50% 划回基本医保；亏损返还 50%	亏损不超过 3%，超过部分由政府兜底，盈利不超过 5%，超过部分返还统筹基金	—	盈利率不超过筹资额的 2%，超过部分转入下年，构成大病保险基金；亏损由保险公司承担	经办服务成本由政府支付，再支付 20 万元/年服务费
承办机构	人保健康公司	人保健康公司	平安养老保险公司	阳光保险	人民财产保险和人寿保险	太平洋保险

* 在此主要强调大病救助。

** 为 2011 年数据。

表 4 保险合同型和委托管理型两种参与模式的对比分析

类型	与政府的关系	责任承担	与医院的关系	保险公司收益	政策支持	与政府合作的稳定性	对保险公司的激励
保险合同型	联合办公	共负盈亏	受政府部门授权对医疗过程进行管控	保费收入保本微利	大病保险政策支持	高	强
委托管理型	委托管理管办分离	不承担基金风险	受政府部门委托审核单据	服务费	不违反政策规定	低	弱

从表 4 可以看出，保险合同型通过与政府部门联合办公，深化了参与社会医疗保险的深度，与政府合作关系的稳定性比较高，虽然对保险公司的经营要求是保本微利，但保险公司在责任范围内自负盈亏，受到的激励较强，而且该模式一直是城乡居民大病保险政策要求采用的模式。委托管理型与政府之间的权利义务关系比较简单明了，只针对大病保险提供专业化服务，收取服务费，不承担基金管理风险的保障责任，保险公司参与的深度受到限制，激励程度较弱，与政府的合作关系稳定性也相对较低。

由此可见，商业保险机构参与城乡居民大病保险可能出现以下问题：①"保本微利"的制度规定可能会影响商业保险机构的参与积极性及制度的可持续发展；②商业保险机构承办业务的自主性将受到限制；③商业保险机构面临医疗保险市场中的道德风险；④需加强对商业保险机构的监管，从而对商业保险机构的趋利行为加以控制。

四 商业保险机构参与医疗保障体系的政策建议

根据上述对目前商业保险机构参与城乡居民大病保险的模式分析可以看出，商业保险机构参与医疗保障体系其实质是政府公共服务外包的一种尝试，是政府转变职能、实现管办分离、提高效率的一种方式。因此，处理好商业保险机构与政府之间的关系，构建相应的治理机制是关键所在，在此提出以下几个方面的政策建议。

1. 坚持政府主导

在商业保险机构参与医疗保障体系过程中，区分政府与保险机构的角色与功能定位，是商业保险机构参与的关键所在。我国是社会医疗保险制度国家，政府在社会医疗保险制度中应发挥主导作用，其在医疗保障制度设计上应将重点集中在政策目标、功能定位、筹资补偿机制、运营模式、监管机制等宏观政策上，至于保险费率、保障范围、补充标准、支付方式等具体内容，可与相关主体协商决定。具体职能有：①制定社会医疗保险的政策法规；②宣传并推广社会医疗保险制度；③筹集社会医疗保险基金，并对基金的使用进行监督和管理，如果通过政府招标选定商业保险机构经办，需要对商业保险机构的经办过程进行全程监管；④制订社会医疗保险改革实施方案，从而不断提高社会医疗保险的覆盖面和保障水平。在社会医疗保险中，政府不再是社会医疗保险的大包大揽者，而是一个政策的顶层设计者与制定者和监督管理者。它是社会医疗保险产品的"提供者"，但不一定是生产者。

2. 鼓励商业保险机构参与，充分发挥商业保险机构的补充作用

相比政府医保部门经办机构，商业保险机构在品牌、专业、成本和服务等方面都具有一定的优势，如商业保险机构在风险管理、精算技术等方面的优势，能够加强对医疗机构和医疗费用使用的制约，同时商业保险机构专业化管理优势和市场化运行机制，有利于提高医疗保险的经办效率。因此，保险公司作为医疗保障的专业经办机构，扮演了社会医疗保险产品的"生产者"的角色。

3. 加强商业保险机构参与医疗保障体系的治理机制建设

商业保险机构参与医疗保障体系，与政府形成政企合作关系，其本质是一种委托–代理关系。这就必然会遇到委托–代理关系中的道德风险和逆向选择的问题。因此，在这种关系中，如何避免政府的"越位"和"缺位"，如何将市场机制嵌入公共服务实现专业运作，政府与市场如何分担风险，即政府与商业保险机构之间如何进行责任划分，就成为治理机制建设的三个核心问题。以城乡居民大病保险为例，虽然目前商业保险机构参与大病保险的治理机制建设已取得初步成效，但仍需要进一步完善。①虽然确立了政府的主导地位，但政府作为责任主体，其责任边界仍需进一步明确，仍需考虑如何推动相关利益主体参与到合作的决策、组织、运行与监督中；②虽然在治理方式上初步确立了招投标和合同管理流程，但仍需要考虑商业保险的业务特点，力求做到科学化、标准化和规范化；③需建立起盈亏动态调整机制，商业保险机构与政府之间的风险分担方式也需进一步明确。未来医疗保障体系建设，可以借鉴目前城乡居民大病保险治理机制的相关经验做进一步完善和优化。

　　整体而言，在引入商业保险机构参与医疗保障体系的过程中，相关制度建设只有因地制宜，才能更好地发挥市场机制的作用。为了进一步促进商业保险机构参与医疗保障体系建设，政府应该及时转变观念与职能，借鉴PPP模式，充分利用商业保险机构的优势，依托保险机构既有专业服务体系来提供和管理公共服务，提高行政管理效率，降低行政成本。保险公司也应抓住"政企合作"的契机，不断积累商业大病保险参与医疗保障的经验，在理念、制度、技术方面进一步推动自身甚至整个保险行业在医疗保障体系中发挥更大的作用。

中国卫生管理研究

2016 年第 1 期　总第 1 期

第 104～117 页

基层医疗机构为老年慢性病患者免费供应
基本药物的政策研究[*]

李佳佳　徐凌忠　刘文莉　丁　干[**]

摘　要： 慢性病是老年人的常见疾病，基层医疗机构是进行慢性病防控管理的重要载体，以慢性病为突破口和对基本药物进行合理补偿是推进分级诊疗制度建设的重要举措，因此在基层医疗机构为老年慢性病患者免费供应基本药物具有重要意义，并且在经济上、政治上、技术上具备可行性。但考虑到我国地区间经济发展的不均衡性，政策具体实施中还需因地制宜、循序渐进；完善配套措施，避免道德风险和资源浪费；定期培训，加强宣传，提高政策知晓度。

关键词： 基本药物　慢性病　分级诊疗制度　基层医疗机构

基本药物制度是保障群众基本用药，减轻群众医药费用负担的重要

　* 感谢国家自然科学基金项目"我国城乡健康与医疗不平等的动态演进以及新农合的影响效应研究：度量、分解与制度优化"（71303137）、山东省博士后创新项目"基于反事实分析的我国城乡医疗不平等研究"（201302037）对本文的资助。

** 李佳佳，山东大学公共卫生学院讲师；徐凌忠，山东大学公共卫生学院教授，电子邮箱：lzxu@ sdu. edu. cn；刘文莉，山东大学公共卫生学院硕士研究生，电子邮箱：lwenl812@163. com；丁干，山东大学公共卫生学院硕士研究生，电子邮箱：dinggan90@163. com。

举措，目前已有 160 多个国家和地区实施了国家基本药物政策。① 为了推进基本药物的公平可及和合理使用，部分国家实施了基本药物免费供应的策略，并且药品发放多依赖基层公立医疗机构。我国政府一直努力保障基本药物可及性和可获得性，但由于医疗保险对门诊费用的补偿水平较低，很多低收入的老年人尤其是慢性病患者仍存在医疗负担重、服药依从性较低等问题。我国当前正处在深化医药卫生体制改革的深水期，如何建立分级诊疗制度，如何合理补偿基本药物，如何促进老年慢性病患者基层就医等诸多问题迫切需要解决。如果能够在基层医疗机构以老年慢性病患者为切入点免费或低价提供基本药物，不仅能够减轻老年慢性病患者的药品费用负担，增加慢性病患者参与社区慢性病管理的意愿以合理有效地防控慢性病，而且能够通过价格杠杆合理引导慢性病患者在基层医疗机构就医，并建立长期慢性病管理关系，推进分级诊疗制度。

一　实施现状

目前国际上已有 59 个国家针对老年人实施免费用药政策，56 个国家（35 个为中等收入国家）针对慢性病用药实施免费用药政策，② 如澳大利亚的"药品福利计划"（PBS）③，加拿大的"公平药物计划"（p har-macare）④，印度的"全民药物免费计划"（free‐medicine‐for‐all scheme）⑤，南非针对贫困人群、老人、孤儿、残弱人员的免费药物政策⑥等。我国免费用药政策范围不大，国家层面上的免费用药政策针对的主要是传染性疾病和疫苗，如艾滋病、结核病、疟疾、血吸虫病等疾病用药和儿童疫苗。② 针对老年慢性病患者，我国已有部分地区探索开展了老

---

① 曾雁冰、杨世民：《基本药物政策的立法既必要也可行》，《中国药业》2007 年第 16 期。

② 管晓东、王宝敏、信枭雄、郭志刚等：《免费用药政策对促进中国药品公平可及的启示》，《中国卫生政策研究》2015 年第 2 期。

③ Sansom L., "The Subsidy of Pharmaceuticals in Australia: Processes and Challenges," *Australian Health Review*, 2 (2004): 194 – 205.

④ 杨振宇、颜敏、刘国柱：《加拿大卑诗省的公平药物计划及其借鉴》，《中国药房》2009 年第 10 期。

⑤ Bhaumik S. and Biswas T., "Free Medicine for all in India," *Canadian Medical Association Journal*, 15 (2012): E783 – E784.

⑥ Harrison D. *An Overview of Health and Health Care in South Africa 1994 – 2010: Priorities, Progress and Prospects for New Gains.* Washington, DC: Henry J Kaiser Family Foundation, 2009.

年人或普通人群高血压、糖尿病、精神障碍等慢性病基本药物的全额保
障工作，如山东省威海市乳山市、文登区，浙江省台州市，福建省福州
市、三明市，江苏省启东市，北京市，上海市嘉定区等（见表1）。

表 1 国内部分地区免费药物政策的实施现状

试点地区	受益人群	药品种类	补偿政策	配备机构
山东省乳山市	农村参合高血压患者	3 种基本降压药：硝苯地平、卡托普利、利血平	新农合统筹基金全额报销	乡镇卫生院、村卫生室
山东省文登区	农村参合高血压患者	3 种基本降压药：硝苯地平、卡托普利、复方降压片	新农合统筹基金全额报销	辖区医院
浙江省台州市	高血压、糖尿病和重性精神疾病 3 类慢性病人群	国家基本药物范围内的药品	新农合 + 医疗救助基金 + 残保金	基层医疗机构
福建省福州市	农村重性精神疾病参合患者	2012 版基本药物目录中 21 种精神科药物、3 种辅助治疗药物	新农合基金每人每年限额补助 1800 元；超出部分由救治医院承担	精神病专科医院
福建省三明市	高血压、糖尿病、重性精神疾病的基本医疗保险参保患者	10 种高血压药、5 种糖尿病药物、8 种重性精神疾病药物	基本医疗保险基金全额补偿	实施基药的社区卫生服务中心
江苏省启东市	农村享受低保和优抚的对象、70 周岁以上的老人	国家基本药物范围内的药品	新农合报销	基层医疗机构
北京市	北京户籍的严重精神障碍患者	从国家基本药物目录内遴选	区县财政 + 重大公共卫生服务项目	定点医疗机构
上海市嘉定区	参合高血压患者	六种高血压药品	政府财政投入	社区卫生服务中心

我国已开展的对特定人群免费发放基本药物的政策有以下几个特点：第
一，在配备机构上，多依赖于基层医疗机构，并配合社区慢性病综合管理措
施等，以降低特定人群的用药负担，提高慢性病的综合防控效果；第二，在
筹资渠道上，主要以基本医疗保险基金为保障主体，以财政补贴、医院补偿
为辅；第三，在药品种类上，主要从基本药物中遴选出某几类常用药，以保
障特殊人群的基本用药需求；第四，在受益人群上，主要针对一类或几类慢
性病参保人群，还尚未有专门针对老年慢性病患者的相关政策。

这些地区的尝试对提高患者参与社区慢性病管理的积极性、推进慢
性病防控管理、降低患者药品费用负担、促进分级诊疗发挥了一定作用。

以浙江省台州市为例，2012 年台州市共为 51141 名高血压、11079 名 2 型糖尿病和 7057 名重性精神疾病患者免费配送基本药物，免费药物服药率分别为 12.6%、11.86%、51.82%，三大慢性病的发现率、管理率和控制率不断提高。有学者的调查研究证明了免费药物政策的积极作用：于保荣等对山东省为农村贫困高血压、糖尿病患者实施免费药物补偿的 8 个县实施效果的研究表明，对农村贫困患者提供免费基本药物可以改善药品可及性，减轻家庭经济负担。① 但薄艳青等 2011 年对上海市嘉定区 3032 名免费服用高血压药物的患者进行调查发现，现有免费药物的种类无法完全满足受益人群的治疗需求，需要根据实际情况对政策进行进一步的优化，并重点考虑预防脑卒中等并发症的药物，以提高联合给药的治疗效果。② 高倩倩等 2012 年对山东省乳山市的调查发现，农村居民高血压免费药物政策知晓率为 71.63%，但免费服用率仅为 54.85%，免费药物政策还需进一步优化推广。③

二 必要性分析

（一）人口老龄化问题突出，慢性病已成为影响老年人群健康的重要威胁

我国老年人口基数大，发展速度快，老龄化问题日趋突出。2000 年全国人口普查结果显示，65 岁及以上老年人口占总人口比重达到 6.96%，④ 我国总体上已进入老龄化社会；2005 年，65 岁及以上老年人口总量超过 1 亿人，成为世界上第一个 65 岁及以上老年人口过亿的国家；2014 年底，中国 65 岁及以上老年人口达到 1.38 亿人，占总人口的 10.1%，⑤ 呈快速增长趋势。

---

① 于保荣、马吉祥、张小娟：《农村高血压、糖尿病患者实施免费药物补偿的做法及效果研究》，《卫生经济研究》2010 年第 9 期。

② 薄艳青、陈霄雯、蔡雨阳：《免费给药情景下农村社区高血压患者用药情况调查》，《中国全科医学》2014 年第 16 期。

③ 高倩倩、李士雪、王燕、鹿子龙：《山东省高血压免费药物政策知晓现状及影响因素调查》，《社区医学杂志》2013 年第 18 期。

④ 国务院人口普查办公室、国家统计局人口和就业统计司：《中国 2000 年人口普查资料》，中国统计出版社，2001。

⑤ 中华人民共和国国家统计局：《2015 年中国统计年鉴》，中国统计出版社，2015。

老年人群是慢性病高发人群，慢性病已成为影响老年人群健康的主要威胁。慢性非传染性疾病（以下简称"慢性病"）具有病程长、病因复杂、严重危害人群健康、经济负担重等特点。[①] 原卫生部 2012 年印发的《中国慢性病防治工作规划（2012—2015 年）》指出，伴随老龄化进程加快，我国慢性病发病人数快速上升，由慢性病导致的疾病负担已占总疾病负担的 70%。[②] 2013 年第五次国家卫生服务调查数据显示，调查地区居民慢性病患病率已达 24.52%，比 2008 年（15.74%）上升 8.78 个百分点，其中 65 岁及以上老年人群慢性病患病率为 53.99%，明显高于其他年龄段人群。[③] 国家卫生与计划生育委员会（以下简称"国家卫计委"）编写的《中国居民营养与慢性病状况报告（2015 年）》指出，2012 年全国居民慢性病死亡率为 533/10 万，占总死亡人数的 86.6%。《中国卫生和计划生育统计年鉴》数据显示，2013 年底，我国 65 岁及以上老年人超过 1.3 亿人，65 岁以上老年人慢性病患病率达 54% 左右，医疗费用支出是年轻人的 3 倍，占医疗总费用的 30% ~ 35%。

吴群红等研究发现，有慢性病患者的家庭灾难性卫生支出发生率为 23.1%，为一般人群的 1.8 倍，拥有 60 岁及以上老年人家庭的灾难性卫生支出发生率为 19.7%，为一般人群的 1.5 倍；[④] 陈仁友等研究发现，家庭中有慢性病患者是发生灾难性卫生支出的重要影响因素；[⑤] 闫菊娥等研究表明，有老年人是影响家庭灾难性支出的显著性因素；[⑥] 李湘君等基于 CHARLS 数据研究发现，慢性病老年人家庭经济负担和个人疾病经济风险均较高，且高年龄段高于低年龄段、慢性病患者高于非慢性病患者；[⑦] 向

---

① 李鲁：《社会医学》（第 4 版），人民卫生出版社，2012。

② 国家卫生和计划生育委员会：《关于印发〈中国慢性病防治工作规划（2012—2015 年）〉的通知》，2012 年 5 月 21 日，http://www.nhfpc.gov.cn/zhuzhan/wsbmgz/201304/b8de7b7415ca4996b3567e5a09e43300.shtml，最后访问日期：2016 年 3 月 6 日。

③ 国家卫生和计划生育委员会：《2015 年中国卫生和计划生育统计年鉴》，中国协和医科大学出版社，2015。

④ 吴群红、李叶、徐玲、郝艳华：《医疗保险制度对降低我国居民灾难性卫生支出的效果分析》，《中国卫生政策研究》2012 年第 9 期。

⑤ 陈仁友、尹爱田、赵文静、韩志琰等：《滕州市农村居民灾难性卫生支出影响因素研究》，《中国卫生经济》2012 年第 3 期。

⑥ 闫菊娥、郝妮娜、廖胜敏、李逸舒等：《新医改前后农村家庭灾难性卫生支出变化及影响因素——基于陕西省眉县的抽样调查》，《中国卫生政策研究》2013 年第 2 期。

⑦ 李湘君、王中华：《老年人慢性非传染性疾病的经济负担与经济风险分析》，《中国卫生经济》2014 年第 5 期。

桂萍等还认为，医疗费用过高、经济能力不够影响老年患者服药依从行为。[①]

（二）基层医疗机构点多面广，是有效进行慢性病防控管理的重要载体

2014 年，我国基层医疗卫生机构有 917335 个，其中社区卫生服务中心（站）34238 个，乡镇卫生院 36902 个，村卫生室 645470 个，门诊部（所）200130 个，具有点多面广等特点。

社区慢性病防控管理是 WHO 公认的有效举措。[②] 我国通过不断地探索和实践，已形成综合干预、COPC、群组管理、自我管理、知己健康管理、契约式管理六类管理模式，[③] 均以基层医疗机构为载体。宋建华等对哈尔滨市 1096 例慢性病（高血压、糖尿病、脑卒中、冠心病、慢性阻塞性肺病）患者实施健康干预、诊疗管理和随访管理等一系列慢性病健康促进诊疗管理，干预后患者血压、血糖、血脂的达标率和健康知识知晓率及用药依从率较干预前均有较大提升；[④] 顾梅榴等对上海市松江区叶榭社区内确诊的 108 名 2 型糖尿病合并高血压患者进行为期 1 年的社区综合干预，发现干预组的收缩压/舒张压、各项血糖指标均较干预前及对照组显著改善；[⑤] 赵学军等对上海市 4 家社区 1204 例高血压患者的研究显示，社区高血压群组干预可以提高患者药物和非药物治疗依从性；[⑥] 张武力对北京市怀柔区农村社区高血压患者进行为期 1 年的社区综合干预，发现干预后高血压患者的复查率、药物治疗率和控制率分别比干预前提高 10.88%、6.74% 和 10.37%。[⑦] 不同学者进行的研究结果显示，这些管理

---

① 向桂萍、廖淑梅、李克佳：《老年患者用药依从性影响因素及对策》，《中华全科医学》2012 年第 10 期。

② World Health Organization，Preventing a Chronic Diseases：A Vital Investment，WHO，2005.

③ 张银华、陈燕、晋溶辰、刘红华：《我国社区慢性病管理模式及其评价》，《全科护理》2015 年第 24 期。

④ 宋建华、梁彤、孙晨、王东雷：《健康促进诊疗管理模式对社区慢性病的干预效果》，《中国全科医学》2009 年第 12 期。

⑤ 顾梅榴、朱秀国、徐先锋、陈冬辉等：《2 型糖尿病合并高血压患者的社区综合干预效果评价》，《现代预防医学》2014 年第 4 期。

⑥ 赵学军、高俊岭、傅华：《社区高血压群组干预对患者治疗依从性的影响研究》，《中国全科医学》2011 年第 11 期。

⑦ 张武力：《北京市怀柔区农村社区高血压综合干预效果观察》，《中国慢性病预防与控制》2009 年第 4 期。

模式能够提高慢性病患者的服药依从性、药物治疗率及慢性病控制率。

（三） 以慢性病等常见多发病为突破口，是有效推进分级诊疗制度的重要举措

分级诊疗是指按照疾病的轻重缓急以及治疗的难易程度进行分级，不同级别、不同类别的医疗机构分别有不同的功能定位，以促进医疗机构分工协作，合理利用医疗资源，逐步实现全民基层首诊、双向转诊、上下联动、急慢分治的医疗新格局和就医新秩序，[1] 其重点是以基层首诊为核心的"守门人"制度和双向转诊制度。[2] 分级诊疗是国际上先进、成熟的就医模式，[3] 其能够提供连续的服务，改善就诊便捷性，提高卫生服务体系的整体服务质量和效率，[4] 是应对人口老龄化和慢性病流行挑战的有力手段，被视为解决群众"看病难、看病贵"的治本之策。[5] 2015 年 9 月，国务院出台《关于推进分级诊疗制度建设的指导意见》（以下简称为《指导意见》），提出以慢性病、常见病、多发病为突破口，开展分级诊疗试点工作，促进就医秩序更加合理规范。[6]《指导意见》对各级各类医疗机构的诊疗服务功能进行了明确定位，并将慢性病的治疗、康复、护理工作作为基层医疗机构的主要功能之一。袁加俊等开展的实证研究表明，社区慢性病优化管理的临床需求是推进各级医疗机构开展业务协作、完善分级诊疗体系、引导患者合理有序就医的重要推手。[7] 以慢性病为分级诊疗的切入点，实现慢性常见病种在基层的诊断和管理，一方面可以直接缓解医院接治慢性病患者的压力，另一方面可以带动整个医疗卫生服务体系由"重治轻防"向"预防为主"转变，对降低社会疾病负担，提

---

① 高鹏程：《新医改背景下分级诊疗制度研究》，《合作经济与科技》2016 年第 2 期。

② 付强：《促进分级诊疗模式建立的策略选择》，《中国卫生经济》2015 年第 2 期。

③ 张慧林、成昌慧、马效恩：《分级诊疗制度的现状分析及对策思考》，《中国医院管理》2015 年第 11 期。

④ 肖月、赵琨：《分级诊疗政策内涵与理论基础初探》，《中华医院管理杂志》2015 年第 9 期。

⑤ 梁勇、张柠：《国外医疗服务体系对完善我国分级诊疗体系的启示与借鉴》，《中国医院》2015 年第 8 期。

⑥《国务院办公厅关于推进分级诊疗制度建设的指导意见》，http://www.gov.cn/zhengce/content/2015 - 09/11/content_10158.htm，最后访问日期：2015 年 9 月 11 日。

⑦ 袁加俊、赵列宾、陆璇、董斌等：《分级诊疗与慢性病优化管理实证研究》，《中国医院》2015 年第 9 期。

升居民健康水平有重要意义。

WHO 的研究报告指出，70%～80% 的疾病可以在社区卫生服务机构得到解决。[①] 早在 20 世纪 90 年代，刘兴柱等就认为，"慢性病增加已成为必然的事实，这类疾病一经诊断需要长期的治疗和康复，而且可以并应该在社区范围内使这类病人少花钱并得到较好的照顾，否则使这些病人盲目地流向大医院，并对大医院实行实质上的倾斜投资，资源的浪费也是显而易见的"，并提出了基于社区的需求进行疏导等政策建议。[②] 虽然近年来国家一直致力于相关政策的推进，但"小病在社区，大病在医院"的就诊格局尚未真正形成。自 2009 年基本药物制度实施以来，由于基层医疗机构基本药物目录品种偏少、药品配送不及时[③]及患者用药习惯[④]等原因，患者更倾向于到县级及以上医疗机构就诊。何平等基于安徽省 3 县新农合数据的研究显示，2009～2010 年，样本地参合人员总住院数量下降了 13.8%，其中乡镇卫生院下降 55.07%，县级和县级以上医院分别上升 12.17% 和 20.81%；[⑤] 李凯等发现，山东省基本药物试点县（47个）和非试点县（88 个）乡镇卫生院平均服务量在基本药物制度实施后均有所增长，在控制非基本药物政策等因素后的结果显示，2009～2010 年试点县的乡镇卫生院平均门诊人次数下降 1165.59 人次，平均住院人次数下降 26.78 人次，基本药物制度的实施并没有吸引更多的农村患者到乡镇卫生院就诊；[⑥] 田磊磊等研究发现，基本药物制度实施后云南省某市 2009～2011 年乡镇卫生院年住院补偿人次下降 27.52%，同期县以上医疗卫生机构住院补偿人次小幅下降后大幅上升（总体上升 21.91%）。[⑦]

---

① 世界卫生组织：《西太平洋地区和东南亚地区国家卫生筹资战略（2006 - 2010）》，http://www.wpro.who.int/rcm/cn/rc56/rc_resolutions/wpr_rc56_r06.htm，最后访问日期：2016 年 3 月 6 日。

② 刘兴柱、魏颖：《论卫生资源配置的倒三角》，《中国卫生经济》1996 年第 10 期。

③ 许燕：《广州市基层医疗机构基本药物制度实施现况分析与研究》，硕士学位论文，暨南大学流行病与卫生统计系，2014，第 45 页。

④ 胡金伟、尹文强、赵延奎、郭洪伟等：《慢性病患者优先使用基本药物的影响因素分析》，《中国全科医学》2015 年第 19 期。

⑤ 何平、刘博、孙强、左根永等：《安徽省基本药物改革前后新农合住院病人流向与医疗费用比较》，《中国卫生政策研究》2011 年第 11 期。

⑥ 李凯、孙强、左根永、杨慧云等：《山东省基本药物制度对乡镇卫生院服务量及患者费用影响研究：基于倍差法的分析》，《中国卫生经济》2012 年第 4 期。

⑦ 田磊磊、赵锋、杨洪伟、杨丽娟等：《基本药物制度实施后云南省某市新农合患者就医流向变化》，《中国卫生政策研究》2012 年第 11 期。

（四）合理补偿基本药物，是撬动老年慢性病患者基层就医的重要杠杆

基本药物制度是保障群众基本用药、减轻群众医药费用负担的重要举措。Kesselheim 等的系统综述结果显示，提供全额保障的处方药，有利于提高患者服药依从性，改善健康状况，降低卫生费用。[①] 世界卫生组织（WHO）认为，设计合理的基本药物政策，并与全民健康覆盖（UHC）目标相衔接，有利于实现基本药物的全民覆盖。[②]

原卫生部出台的《关于建立国家基本药物制度的实施意见》[③] 要求政府举办的基层医疗卫生机构全部配备和使用基本药物并实行零差率销售，旨在提高基层基本药物的可及性和可负担性，并通过价格杠杆吸引群众去基层就诊，形成科学合理的就医秩序。基本药物制度对降低患者的医药费用负担产生了积极作用。孙强等基于安徽三县新农合数据的研究发现，实施基本药物制度后乡镇卫生院次均门诊费用较实施前下降了29.09%，次均住院费用下降了 44.04%；[④] 魏艳等研究发现，基本药物制度实施后，山东省普通收入人群和低收入人群基本药物可负担性均有所改善。[⑤]

三 可行性分析

（一）经济可行性

从全国的数据来看，中华医学会老年医学分会初步研究确定了 30 余

---

① Kesselheim A. S., Huybrechts K. F., Choudhry N. K., Fulchino L. A., et al. "Prescription Drug Insurance Coverage and Patient Health Outcomes: A Systematic Review," *American Journal of Public Health*, 2（2015）: e1 – e14.

② World Health Organization. "Medicines in Health Systems: Advancing Access, Affordability and Appropriate use," Geneva: Alliance for Health Policy and Systems Research, WHO, 2014.

③ 国家卫生和计划生育委员会：《关于印发〈建立国家基本药物制度的实施意见〉的通知》，http://www.nhfpc.gov.cn/yaozs/s3577/200908/98b25d019fdb 4700b3409daf43f8bd81.shtml，最后访问日期：2016 年 3 月 6 日。

④ 孙强、左根永、李凯、孟庆跃等：《实施基本药物制度是否降低了农村居民的医药费用负担：来自安徽三县区的经验》，《中国卫生经济》2012 年第 4 期。

⑤ 魏艳、尹文强、马欣、黄冬梅等：《基本药物制度对山东省乡镇卫生院药品可负担性影响研究》，《中国卫生经济》2013 年第 10 期。

种用于治疗老年常见心脑血管病、糖尿病、胃病等慢性多发病的基本药物，并测算出 2013 年这 30 余种全额保障药品在全国基层使用总费用为 260 亿元左右，其中老年人使用量约占 60%，大约为 156 亿元。考虑到基本药物在基层报销比例高于 70%，甚至有些地区达到 90%，各级财政需补助 15.6 亿 ~46.8 亿元。《2015 年中国卫生和计划生育统计年鉴》数据显示，2013 年和 2014 年的卫生总费用分别为 31668.95 亿元、35312.4 亿元，增长额度为 3643.45 亿元，其中政府卫生支出分别为 9545.81 亿元、10579.23 亿元，增长额度为 1033.42 亿元，按此增长幅度计算，再增加 15.6 亿 ~46.8 亿元的财政投入用于基本药物的免费供应具备经济上的可行性。同时，我国 2012 年卫生总费用占 GDP 比例为 5.4%，而法国、德国、荷兰等欧洲国家这一比例在 11% 以上，金砖四国中的俄罗斯、巴西、印度分别为 6.5%、9.5%、3.8%，美国则高达 17%。可见我国的卫生投入还有一定的增长空间和潜力，下一阶段可以将增加的卫生投入向为老年慢性病人群免费供应基本药物倾斜。

从以我国不同经济发展水平地区的数据为基础测算的结果来看，在经济发达地区，王力男等利用上海市卫生财务年报、卫生统计年报、医保部门药品招标采购数据库和社区卫生服务中心调查数据测算发现，上海市 65 岁以上老年人在社区门诊用药占整个社区药品费用的 63.6%，2013~2015 年上海市基层若实施 65 岁以上老年人国家基本药物免费供应分别需 10.25 亿元、11.07 亿元和 11.96 亿元，按照医保报销 90%、财政补足剩余自负部分测算，2013~2015 年财政性卫生支出每年需要增加 1.0 亿 ~1.2 亿元，具有财政支付或医保支付的可能性。① 在经济发展水平一般地区，张四喜等通过医疗机构处方调查测算的吉林省基层 65 岁以上老年人年使用基本药物总额门诊为 0.4 亿元、住院为 2.4 亿元，并且冠心病、脑梗死、糖尿病、胃炎、支气管炎、心绞痛、脑供血不足、高血压这 8 种疾病支出占老年人疾病使用基本药物支出的 80% 以上，可以从这 8 种诊断标准明确、可控性强的疾病入手实行免费供药政策。②

综上所述，考虑慢性病在基层医疗机构就诊时主要发生门诊费用，

---

① 王力男、何江江、金春林：《国家基本药物基层免费供应可行性分析：以上海市 65 岁以上老人为例》，《中国卫生经济》2015 年第 12 期。

② 张四喜、闫荟羽、张文锐、宋燕青等：《吉林省基层医疗机构 65 岁以上老人免费使用基本药物可行性研究》，《药物流行病学杂志》2015 年第 5 期。

不论是在经济发达地区还是在欠发达地区，仅补偿 65 岁及以上老年慢性病患者在基层医疗机构的基本药物费用，并综合医疗保险、财政补贴、医疗救助等多种筹资渠道，具备经济上的可行性。

（二）政治可行性

为保证群众基本用药、减轻群众医药费用负担，2009 年《建立国家基本药物制度的实施意见》提出，"到 2020 年，全面实施规范的、覆盖城乡的国家基本药物制度"。目前我国已初步建立起基本药物制度，并在政府办的基层医疗机构全面配备和实行零差率销售，可见国家对基本药物制度的重视程度。

与此同时，自 1999 年我国进入老龄化社会以来，党和政府一直十分重视老龄化问题。由于老龄化问题涉及政治、经济、文化和社会诸多领域，是一个带有全局性、战略性的重大社会问题，关系国计民生和国家长治久安，1999 年由中组部、民政部、人力资源和社会保障部、中国老龄协会等 32 个单位组成全国老龄工作委员会，负责指导、协调、推动、监督和检查老龄工作，并将"老有所养、老有所医、老有所教、老有所学、老有所为、老有所乐"定为老龄工作的长期发展目标。全国老龄工作委员会先后制定和出台了《关于加强老龄工作的决定》《中国老龄事业发展"十五"计划纲要》《中国老龄事业发展"十一五"规划》《中国老龄事业发展"十二五"规划》等重要纲领性老龄政策文件。其中病无所医、病无钱医是老年人面对的最大困难，有超过四成的城市老年人和近六成的农村老年人担忧无钱看病，[①] "老无所医"问题异常严峻。因此，从"老有所医"的角度，2014 年国家卫计委曾在全国范围内开展过一次关于老年人基层基本药物使用全额保障方面的政策调研。在社会层面，社会呼声不断增加，尤其是在 2015 年第十二届全国人大三次会议上，有多位全国人大代表和政协委员建议对 65 岁以上老年人实行部分基本药物在基层全额保障，2015 年 3 月 27 日国家卫计委药政司针对这一议题组织召开了专题座谈会。[②]

---

① 吴玉韶：《中国老龄事业发展报告（2013）》，社会科学文献出版社，2013。
② 国家卫生和计划生育委员会：《关于对老年人部分基本药物在基层给予全额保障的建议》，http://www.nhfpc.gov.cn/yaozs/s3586/201504/d19d3770819e4deab79ef8aa3a2a1a45.shtml，最后访问日期：2016 年 3 月 6 日。

综上所述，国家对巩固和完善基本药物制度、积极应对老龄化问题高度重视，在基层医疗机构为老年慢性病患者免费供应基本药物具备政治上的可行性。

（三）技术可行性

我国以社区卫生服务中心、社区卫生服务站、乡镇卫生院和村卫生室为主体的基层医疗机构点多面广，基本能实现城乡居民的全覆盖，并且多数基层医疗机构具备慢性病管理和老年人群健康管理的功能。自2009 年基本药物制度实施以来，政府办基层医疗机构基本上配备了基本药物并实行零差率销售。经过 7 年的制度实施和完善，基层医疗机构已积累了基本药物从采购到供应的一系列经验，并且通过健康档案、老年人免费健康查体、社区慢性病管理等前期工作积累了管理老年慢性病患者的数据基础和技术基础，因此具备技术上的可行性。

从基层医务人员和管理人员的角度，方圣博等对吉林省辽源市 100 家基层医疗机构 1018 名医务人员和辽源地区 168 名管理人员的调查问卷结果也显示，医务人员和管理人员对老年人在基层医疗机构免费使用基本药物持非常积极的态度，有 94% 的管理人员认为政策具有一定可行性，并有 65% 的管理人员认为可从高血压、糖尿病、心脏病等慢性病开始推动该项政策。[①]

四　讨论与建议

从老有所医，提高老年人群基层基本药物的可获得性和可及性角度出发，在分级诊疗制度大背景下对老年慢性病患者在基层医疗机构免费供应基本药物具有重要的现实意义。但政策的实施还有以下几个难点。

（一）免费病种的确定

慢性病是慢性非传染性疾病的简称，包括呼吸系统、循环系统、消化系统、泌尿系统、血液系统、内分泌系统、代谢和营养、结缔组织和风湿类等上百种疾病，并且不同地区的发病特征及用药习惯不一，如何

[①]　方圣博、董雷、张永凯、张四喜等：《关于"老年人在基层医疗机构免费使用基本药物的可行性研究"调查问卷结果分析》，《实用药物与临床》2015 年第 3 期。

在保障公平可及和确保疗效的基础上，确定哪些病种应该纳入补偿政策是值得考虑的问题。如果纳入的病种多了，医保基金或政府财政补贴压力就会加大，降低经济可行性；如果纳入的病种少了，就会降低社会公平性。

（二）补偿方案的设计

理论上，对老年慢性病患者使用基本药物进行全额补偿能够鼓励老年慢性病患者最大限度地利用基层基本药物，降低其医疗费用负担，有效地提高其满意度。但也应考虑政策实施后的道德风险问题和由此带来的潜在医疗需求的释放问题，应保证政策不至于影响慢性病的及时诊治和造成基本药物的浪费。但目前我国仅有几类疾病免费用药政策的实践与探索，且针对基层老年慢性病患者基本药物免费用药政策的相关研究，多数是利用医疗机构的门诊处方调查或统计数据进行的估算，分析其经济上和技术上的可行性，此类研究仅能反映慢性病患者在某类医疗机构的单次就诊/住院费用，无法反映慢性病患者就诊过程的全貌，并且以上研究缺乏免费政策实施后慢性病患者潜在用药需求释放效应的评估，估算出的费用有可能被低估。

（三）基本药物的可获得性问题

尽管基本药物制度规定公立基层医疗机构需配备和使用基本药物，但基层医疗机构仍存在基本药物配备无法满足需求、基层医务人员用药不合理、基本药物知晓率和使用率低等状况。Yan 等对宁夏 16 家基层医疗机构的 134 名医务人员和 175 名患者的调查研究发现，患者对基本药物政策知晓度较低（20%），并且医患双方对基本药物在基层的配备数量均不满意，分别有 52.6% 的患者和 81.4% 的医生认为基本药物数量无法满足需求。国内其他学者的研究也得出类似结论，胡金伟等对山东省 516 名慢性病患者的调查显示，基本药物制度知晓率为 37.6%，其中慢性病常用药在基层医疗机构可获得性是影响慢性病患者优先使用基本药物的主要因素。

综上所述，老龄化背景下在基层医疗机构为老年慢性病患者免费供应基本药物有利于分级诊疗制度和基本药物制度的巩固和完善，能够切实减轻老年慢性病患者的用药负担，提高慢性病防控效果，并且在经济上、政治上、技术上具备可行性，但考虑到我国地区间经济发展的不均衡性，政策具体实施中还应注意以下几点：第一，因地制宜、循序渐进制定适应不同地区的"免费病种＋免费药品＋补偿比例"实施方案和实施路径；第二，完善配套措施，制定相关保障制度，避免资源浪费和不合理用药现象；第三，定期到基层开展培训，提高医生推荐使用基本药物的意识，加强基本药物宣传和慢性病健康教育，提高老年人群对基本药物的认识，促进政策的推进。

中国卫生管理研究

2016 年第 1 期　总第 1 期

第 118~129 页

欧美生物医药产业发展趋势、特点及其启示[*]

张恬恬　丰志培^{**}

摘　要： 欧美发达国家的生物医药产业在研发、生产、营销服务等方面在全球具有明显的竞争优势，通过研究总结其发展现状、特点及升级趋势，可以发现重视研发、集群化发展、生产和销售的国际化是其主要特征，向价值链两端发展是其主要趋势。借鉴发达国家的经验，结合我国生物医药产业发展的实际，我国应通过政策引导、加强创新，促进生物医药产业转型升级。

关键词： 生物医药产业　产业升级　医药产业经济

一　引言

随着以欧美为主的发达国家生物医药产业不断向高度的产业化、集群化、专业化方向发展，企业间的协同和跨国协同发展也逐步成为发达国家生物医药企业发展的主要趋势，生物医药产业的发展近年来

＊　本文为安徽高校优秀青年人才支持计划重点项目"基于创新驱动的安徽生物医药产业升级发展路径研究"（gxyqZD2016133）与安徽软科学研究计划项目"基于协同创新的安徽中药产业升级路径研究"（1402052046）阶段性研究成果。

＊＊　张恬恬，安徽合肥人，安徽中医药大学医药经济管理学院助教，研究方向：医药产业经济，电子邮箱：391534912@qq.com；丰志培，安徽霍山人，安徽中医药大学医药经济管理学院副教授，博士，研究方向：医药产业经济。

日益受到各界关注。我国生物医药产业的发展也渐渐成为热门话题。作为我国朝阳型战略性新兴产业，生物医药产业 2014 年的增速居战略性新兴产业第一位。中国作为生物医药的重要生产国，近年来产业结构也发生了一系列变化，生物医药投资规模和市场规模都有了不同程度的扩张，且品种日益增多。与此同时，我国生物医药产业中的一系列问题也日益加剧，例如我国生物医药产业发展缺乏相关政策扶持、产业结构不合理、科技成果产业化缓慢、研发力量薄弱等。这些问题直接拉大了我国生物医药产业与欧美国家生物医药产业之间的差距。因此，加强创新、实现转型升级，是我国生物医药产业提高竞争力的必然选择。反观欧美生物医药市场，生物医药产业已发展到相对成熟的阶段，业已形成具有成熟的官产学研多方参与的产业协同创新系统的产业集群。对欧美生物医药发展历史的研究及其现今和未来发展方向的探索，无疑会为我国的生物医药产业探寻发展转型之路带来一系列的启示。

二 欧美发达国家生物医药产业发展现状及趋势

欧美发达国家生物医药产业发展特点及其趋势具有很强的代表性和启示性，分析其特点和发展方向是寻求我国生物医药产业升级发展的第一步。

（一）欧美发达国家生物医药产业发展现状

1. 生物医药产业经济规模稳步增长

依据安永会计师事务所 2014 年 7 月发布的年报，北美、欧洲、澳洲等发达国家区域的综合统计数据显示，2013 年各主要生物医药企业营业总收入达 988 亿美元，其中北美企业的营业收入达 719 亿美元，占总收入的 72.8%，且几乎所有的增长都来自 17 家美国"商业领袖"型企业（定义为年收入超过 5 亿美元的公司）。2013 年吉列德科学和塞尔基因等大型生物医药企业更是取得了超过百分之百的市场增长额。北美和欧洲生物技术公司 2013 年融资 316 亿美元，与 2012 年的 287 亿美元相比有显著增长，这也是自 2003 年以来的第二高融资额度。涉及美国或欧洲的生物技术公司兼并和收购的总价值达 557 亿美元，比 2012 年增长了 106%。除了生物技术研发企业，生物技术的买家及大型制药企业的兼容并购也成为行业发展的主流，如安进/Onyx 制药公司的超级合并，生物技术间的交易总值比同一时期增长了 68%，达到 106 亿美元。[①]

表 1　2014 年度发达国家生物医药产业经济规模

	营业收入 （十亿美元）	研发投入 （十亿美元）	雇用人数 （人）	市值 （十亿美元）
北美	71.9	23.3	109530	633
欧洲	0.209	0.005	55030	0.115
全球（2012/2013）	89.7/98.8	29.1/25.4	165400/178850	165400/178850

资料来源：Beyond Borders：Global Biotechnology Report. 2014. http://www.ey.com/Publication.

2. 生物医药产业集群发展较为成熟

欧美发达国家仍是现今世界生物医药产业发展最重要的区域。作为美国重要的技术密集型产业之一，生物医药产业主要集中在旧金山、波士顿、纽约、圣地亚哥、罗利 - 杜伦、费城、西雅图、华盛顿 - 巴尔的摩和洛杉矶这九大城市圈。集群中聚集了为生物医药发展提供科技、理论基础的高校和研发机构，也兼具世界知名风投公司，同时引进了生物医药领军企业及一批新创企业，各企业互相促进，各环节共同作用，形成了良性循环的产业链。相较于美国，欧洲生物医药产业发展虽相对落后，但还是凭借着卓越的生物医药基础技术成立了世界知名的生物医药产业集群，如英国伦敦的产业集群及丹麦 - 瑞典的"生物谷"。其中，以剑桥、牛津为依托的英国伦敦生命科学产业集群不但具有雄厚的生命科学研究能力，还具备现今生物医药科技产业发展所必不可少的创新能力。[②]

3. 生产和销售的国际化

由于欧美生物医药市场的竞争日益激烈，越来越多的跨国公司选择将生产企业建在发展中国家，以取得成本优势。跨国合作、合资形式日益成为发达国家生物药品生产企业的发展主流。如日本生产企业津村株式会社为了充分利用中国道地的中草药资源，在上海投资至少 1 亿美元

---

① Ernst & Young. "Beyond Borders：Unlocking Value Global Biotechnology Report." 2014.

② 叶敏忠、苏瑞波、冯方平：《美国生物医药产业集群发展的经验模式及对广东省生物医药发展的启示》，《广东科技》2012 年第 21 期。

建立了最先进的中草药提取生产线。与此同时,抢占国际生物医药市场也成为发达国家企业的主要竞争手段。营销服务外包行业也伴随着市场细分精细程度的加深、新媒介的广泛应用和合同营销整体市场容量的提升而产生并不断升级发展。将医药产品的营销外包使生物医药企业解放更多资源并将自身业务专注于某一个服务领域,在提高质量、效率的同时打造自身的核心竞争力。一些顾问公司的业务脱离了传统模式的限制,开始向供应链横向或纵向领域拓展,业务不但包含为客户提供整体的解决方案策划并协助执行,还渐渐出现了一站式合同营销组织等新兴服务模式。营销服务业务的产生与延伸为生物医药企业拓展国际市场提供了更多的便利。

(二) 欧美发达国家生物医药产业发展趋势

1. 欧美生物医药新产品更新快

作为世界生物医药主要研发地区,近年来欧美生物医药新产品研发速度也保持持续增长态势。经统计,2014 年欧洲药品管理局 (EMEA) 共审批 47 种新药,其中人用药品包括 41 个新活性物质、3 种仿制药和 3 种生物相似物,其中囊括治疗哮喘、糖尿病、慢性丙型肝炎、多耐药结核病、肿瘤、白血病、艾滋病等多种疾病的药品。根据美国食品药品管理局 (FDA) 发布的数据,2014 年美国 FDA 药品评价与研究中心 (CDER) 共批准了 41 种新分子实体和生物制剂,同比增长 13%,是自 1997 年以来批准新药个数最多的一个年份 (见图 1)。

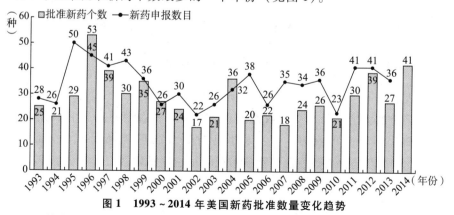

图 1　1993~2014 年美国新药批准数量变化趋势

资料来源:中国科技网,http://www.wokeji.com/jiankang/xycz/201501/t20150104_920699.shtml。

2. 各个产业集群间协同合作不断加深

除生物技术领域内部各部门的合作外，发达国家生物医药企业逐步走向产业协同发展的模式，如开发统一的临床试验方法和建立获得真实数据的标准。生物技术研发公司与大型制药企业也逐步开展竞争前合作，以争取资源合理利用。一系列合作活动有利于生物医药产业的全面发展。传统的生物技术研发依旧是发达国家生物医药产业关注的重点，且随着生物医药技术的进步与发展，生物医药产品的研发逐步向针对特定病人群体的生物标志物和靶向治疗方向发展。

3. 重视天然药物市场

随着欧洲消费者对天然保健产品产生兴趣，欧洲生物医药市场对植物药品的需求日益增加。含有 Omega – 3 和氨基葡萄糖补充剂等成分的药品成为欧洲生物医药市场的主导产品。据统计，目前欧洲植物药市场规模约为 70 亿美元，约占全球市场的 45%，平均年增长率为 6%。作为草药的一部分，欧洲对中药的进口需求日益增加，2011 年 1～10 月，我国与欧洲实现的中药商品进出口贸易额为 4.59 亿美元，同比增长 62.91%，其中，出口额为 3.49 亿美元，同比增长 72.51%，进口额为 1.10 亿美元，同比增长 38.44%。[①]

三 欧美发达国家生物医药产业发展特点

欧美生物医药产业现阶段展现出的杰出成果和迅猛的发展速度与其独有的各项发展优势息息相关。这些优势可以从政策扶持、产业发展、科学研究支持层面进行总结和归纳。

(一) 宽松的产业发展政策和巨大的经济投入

发达国家生物药品公司在产品研发阶段得到了政府政策、法律法规及经济上的大力支持。美国政府改革了食品与药品管理局（FDA）的规章，简化了新药申报表、申报检验程序，延长了药品专利保护期限。2002 年 10 月起，美国新建生物技术产品制造厂不再被要求提供特别许可证，新药申报表也简化为统一表格。这些扶持政策为美国生物医药产业

---

① 《2011 年 1～10 月我国与欧洲中药商品进出口贸易额为 4.59 亿美元》，中商情报网，http://www.askci.com/news/201201/12/9352_80.shtml.2012/1。

的技术革新与发展提供了极其宽松的条件。欧盟也通过对当地医药产业政策的修订，重点简化药品销售许可的审批制度。由于欧洲本身具备良好的专利技术转让环境和高效率、高水平的技术转化服务体系，生物医药技术发展在欧洲也具有得天独厚的政策优势。充足的研发经费也是发达国家生物药品产业迅速发展的必要条件。自 2000 年，RhRMA 成员公司所接收的研发总经费高达 5000 亿美元。欧洲制订了"创新药物计划"（IMI），计划在 5 年内投资 20 亿欧元支持创新药物的研发。此外，一些发达国家还通过法案的制定，促进科技知识产权的产业化。① 在欧洲，IMI 联合管理者、产学研机构，不断降低研发成本，缩短周期，提高药品开发效率，创立了《欧洲药典》，成立了欧洲药品质量理事会，统一了药品标准、保证了药品的质量和安全性。身处亚洲的日本生物药品的研发也得到了政府立法上和财政上的各项资助，并获得政府在国际专利取得方面的支持。2002 年初，日本政府发动教育、文化及科技等部门组建了一个专家团队，协助欧美团队共同取得了蛋白质研究与特定新药开发的国际专利。②

（二）产业结构合理，合作水平高

1. 成熟的生物医药产业集群

正如前文提到的，高度集聚的产业集群已成为美国生物医药产业发展的重要特征。波士顿、圣地亚哥、旧金山、华盛顿和北卡罗来纳五大生物技术产业园区已成为美国最主要的生物医药产业集群。产业集群中具有世界一流的研究院所、世界知名高校以及孵化器、研发公司等科研机构，为美国生物医药产业提供学术基础，推动世界生物医药产业的持续发展；美国产业集群具有雄厚的经济发展基础，集群中的风险投资公司网络对生物医药技术的商业化起到了功不可没的作用；集群中也不乏新创企业，新创企业具备大企业所不具备的创造性、敏捷性、成长性等优势，同时也不断为美国生物医药事业提供新鲜活力；而生物医药领域

---

① 宋帅官：《战略性新兴产业技术创新能力评价及国际比较研究——以生物医药产业为例》，《中国科技投资》2013 年第 28 期。

② Clara Calero, Thed N. Van Leeuwen, and Robert J. W. Tijssen. "Research Cooperation Within the Bio - pharmaceutical Industry: Network Analyses of Co - publications within and between Firms". *Scientometrics*, Vol. 71, No. 1 (2007): 87 - 99.

的领军企业则成为将产业中各个因素紧密连接的纽带，也为美国生物医药产业集群提供主要的工艺和人员基础。欧洲的丹麦 – 瑞典生物谷便是两国间高水平研发生产机构共同合作的成果。①

2. 合约协同合作成主流模式

有别于传统的医药生产企业内部研发模式，发达国家医药企业加强了企业间的研发合作，也促使更加专业化的合同研究组织（CRO）迅速崛起。此外，研发服务外包也是另一大发展趋势。一大批中小生物医药企业通过平台型技术和专业组织管理为学术研究机构、大型（生物）医药企业提供优质临床或生产服务并与其共同构成全球生物医药产业生态系统。更多的大型制药企业将研发工作外包给专业的生物技术公司。研发外包服务的产生和使用实现了制药企业最佳资源配置，减少了新药问世的时间成本和经济成本，使制药企业专注于提升企业核心竞争力。

从生物药世界分工来看，发达国家依靠资金、技术和市场优势，以研制新药为主；而发展中国家则处于世界生物药产业链的低端位置，以生产仿制药及原料药为主。近年来，许多大型公司将业务的生产制造部分向低成本地区转移。同 CRO 一样，合同生产组织（CMO）主要为大型垂直一体化制药公司提供生物药品的部分或全部制造外包服务。委托外方生产加工（代工生产）日益成为发达国家生物医药产业生产阶段的主流选择，发达国家多数生物制药公司主要从事技术攻关和产品开发工作，而将生产制造环节委托专门的工厂代工。委托加工不但有利于一些生物公司更有效地配置资源，减少生产成本，更缩短了生物药品的生成时间，提高了生物药品的生产能力。如全球市场上的蛋白质药品，就多以代工的方式产生，大大缓解了市场压力。此外，合约销售组织（CSO）还为一些生物医药公司进入目标市场提供专业的服务。②

3. 整合全球优势资源

发达国家生物医药企业在不断加强企业间合作和大量采用合约制的基础上，也在全球范围内寻求最优资源，以节约成本，达到最合理的资源配置。生物医药产业全球化，特别是生物药市场国际化是发达国家生

---

① 赵虹：《"欧洲 2020"战略旗舰计划之创新联盟——科技创新对中国的启示》，《青年与社会：下》2015 年第 2 期
② 李天柱、银路、程跃：《生物技术产业集群持续创新网络及其启示——基于国外典型集群的多案例研究》，《研究与发展管理》2010 年第 22 期。

物医药产业的又一巨大优势。这一发展趋势一方面有利于全产业优势资源合理配置,加快产业升级速率,从而进一步扩展国际市场;另一方面,拓展、开发和抢占以中国市场为主体的国际市场可以为发达国家生物医药产业提供更多的资金资源和其他有利于产业升级发展的资源。这些优势相互促进,共同推动发达国家生物医药产业的可持续发展。

(三) 雄厚的科学研发基础

1. 生物医药研发起步早

欧美发达国家在生物药品研发上具有先天的基础优势。生物医药产业是一个高度依赖基础研究的产业,发达国家在悠久的传统药品发展历史中积累了较为全面的实验数据与资源。1887 年,由美国政府成立的国立卫生研究院 (National Institutes of Health) 是美国政府支持生物医药研究的有利佐证,研究院对美国乃至全世界生物医药研究的技术基础积累做出了举足轻重的贡献。另外,美国也建立了较为成熟的病理资料保护系统,这些资源与材料为发达国家生物药品的基础研究与发展提供了有利条件。美国政府根据美国药品与制造协会 (PhRMA) 2013 年的报告指出,美国已进行了长达 12 年的实验资料保护工作,未来此工作还将继续进行。① 先进的科技项目规划与管理工具在发达国家的生物药品研发过程中被广泛使用,如 "技术预见"。日本、韩国、英国等的技术预见项目还提高了各国生物医药产业的技术竞争力。项目采取滚动或固定周期研究的方式对以往研究成果进行回溯研究,如日本每 5 年对过往研究结果的实现与误差情况进行一次回溯调研。② 在第三次产业革命的推动下,日本建立了技术发展动态监控平台,通过文献计量、数据挖掘、技术路径图等科学方法遴选出可能存在陷阱的技术课题,对课题的发展状况进行跟踪、监控和修改等,最终更新技术课题清单并对下一次研究进行优化和改进。目前,日本已进行了 8 次技术预见研究活动。③

2. 跨国公司研发协同网络模式丰富

随着市场需求的变化和企业发展的要求,跨国公司的研发协同网络

---

① 阿丽塔、田玲:《促进我国医药产业合同研究组织发展的探讨》,《中国药房》2009 年第 4 期。

② PhRMA, 2013 Report.

③ 张治然、刁天喜、高云华:《日本生物医药产业发展现状与展望》,《中国医药导报》2010 年第 1 期。

类型也日趋丰富。这些协同网络模式主要分为三类：集中型研发协同网络、分散型研发协同网络以及路径型研发协同网络。集中型研发协同网络以德国拜耳公司为例，其分布在全世界的下属公司和实验室都以德国总公司为核心，并与之进行不同程度的合作。同时分布在欧洲与北美的分公司还会与区域内的其他企业合作，进行协同研发。采用分散型研发协同网络的企业，子公司和下属实验室并不直接与总部进行协同研发，而主要依据总部制定的研发战略，分别与世界各地的企业进行独立的协同研发，如世界知名的医药公司诺华。路径型协同研发网络主要指子公司中的专家、学者联系总部专家与企业外的专家共享总部的研发设备进行协同研发，如巴克斯特公司。①

四 对我国生物医药产业升级发展的启示

（一）加大对生物医药升级发展的扶持力度

1. 建立符合我国国情的自主创新扶植政策

现阶段，我国生物药品研发仍多以仿制药品为主，自主研发生物药品专利受到资金、技术、人才等多方面的限制。纵观发达国家生物医药发展历史，不难发现，政策、经济的扶持对产业发展起着举足轻重的作用。为全面推动我国生物医药自主创新，政府应建立健全我国专利和知识产权保护的相关政策，切实保护我国生物技术研究专利成果，推动我国生物技术的研究与发展。我国应在鼓励提高尖端生物药品仿制技术的基础上，积极推进生物科技的自主研发，鼓励高校及科研院所开展生物医药基础研究，大力提高政府投资力度，加大对自主研发新药项目的经费支持；应以现有科技资源为依托，积极搭建关键技术平台；应提高对重点人才的培养力度，在政策上为相关研发机构和研究人员提供宽松的政策环境，在经济上鼓励各项生物医药研究课题的申报。

2. 积极促进研发合作活动

为了加快生物医药科学技术研发，我国应在维护和发展现有生物科技资源前提下，重点建立一批具有科技服务、科技咨询、技术研发孵化等功能的技术支撑平台，实现真正意义上的资源共享。平台的建立和使

---

① 曹和竹：《迎接生物医药产业国际研发转移热潮》，《中国经贸》2011 年第 3 期。

用能够有效地提高我国生物科学研发效率，并降低科研成本，从而进一步推进我国生物医药产业科技可持续发展。同时，我国还应提高相关高校、科研企业的科学研发水平，培养、引进高层技术人才和高层复合型管理人才；应与国际生物医药研发模式接轨，建立包括合资合作、合作研发、委托研发在内的多途径研发模式，同时鼓励生物技术科学基础研发，建立切实可行的奖励制度，鼓励相关人员在 CNS 上发表论文；应扶持生物医药科技创新，加强产学研联盟和企业孵化基地的部署，组织医药企业、科研院所和高校建立风险共担、权益分享、技术集成、人才集成的产业链，围绕产业发展的重点难点问题，联合攻关，逐步推进我国生物医药科学技术创新。

3. 地方政府因地制宜开展扶持

地方政府应重视高新区的整合载体作用，积极推进当地生物医药产业发展，建立地缘性生物医药产业集群；推动区域性生物医药研发、生产、流通企业的联合发展，努力提升地缘性集群的综合实力；积极促进创新链和产业链的紧密结合，使专项实施与区域经济发展良好对接，促进地区性生物医药产业向产业链两端聚集；密切关注大型企业和科技型中小企业的发展需求，促进提升区域性生物医药科技研发创新能力，提高生物医药产品质量，增加生物医药产品的附加价值，提高地方性生物医药产业集群的综合竞争力。

（二）建立健全我国生物医药产业链

1. 缩小产业集群间差距

我国需要建立更多以市场为导向，以企业为主体，以国内高校科研院所、各类投资公司为依托，以国外研发机构为补充的先进生物医药产业集群。目前，依据产业基础、研发技术、金融支撑、人才储备等方面的实力差距，我国已建成三级梯队的医药产业集群：以北京为核心的环渤海地区，以上海为核心的长三角地区，以广州、深圳为核心的珠三角地区组成的第一梯队；黑龙江、辽宁、河南、湖北、湖南、江西、云南、四川等省份组成的第二梯队；以福建、安徽、广西、贵州、陕西、山西、内蒙古为主的第三梯队。我国应依托第一梯队的资源和经验优势，努力推动第二、三梯队产业集群的发展；第二、三梯队也应发挥集群活力强、可塑性强、发展速度快等优势，主动缩小差距。集群间差距的缩小，意味着我国即将建成综合实力相当、具有中国特色的产业集群城市圈。

2. 加强生物医药企业协同合作

我国生物医药生产企业应积极进行兼并重组，淘汰不具备竞争力、破坏生物医药市场良性发展的企业，实现科研、生产、营销资源利用的最大化，提高生物医药企业综合发展能力和竞争力，积极进行企业转型，提高自主创新能力，由合约代工型生产企业转化为具有自主研发、生产和营销能力的大型生物医药企业。我国本土企业还应时刻关注生物医药产业的升级趋势，在世界生物医药产业升级发展中寻求机遇，积极加强各项国际合作；同时结合欧美国家生物医药企业协同模式的成功案例，根据企业自身发展需求和企业实力选择适合自己的研发协同网络模式，加强国内各企业间研发协同创新。

(三) 增强我国生物医药科学研究实力

我国应积极推动企业与高等院校、科研院所以及孵化器等科研平台的交流与合作，建立以生物医药企业为主体，协同科研院所、高校等研发企业的产学联盟和企业孵化基地。在加速产业集群建立的同时，应积极推进集群向集群化、产业化、专业化方向发展。科研院所应积极加强与高校及其他生物医药研究部门的协同合作，与本行业甚至行业外组织机构共同完成技术攻关；应加强与企业的交流与合作，与企业组成产学联盟或建立相关合约关系；应时刻关注国际生物科技研究动态，学习借鉴发达国家生物科技研究方法；应结合本国研究能力和国家研究趋势制定合理的研究发展战略，积极参与新药的研发和新型生物科技的探索。与此同时，科研院所还应加大高素质人才的引进与培养，充分调动研究人员的科研积极性，鼓励高质量生物科技论文的发表，提高我国生物科学基础理论的层次，从而进一步提高我国生物医药产业的竞争力。

(四) 积极开拓国际市场

欧盟是除亚洲以外世界上最大的植物药市场，对中医药而言，欧洲市场具有巨大潜力。2011 年欧盟正式实施《传统植物药指令》，意味着我国中药企业应建立国际化的中药成分提取国家标准，积极保护中药研发知识产权，大力培养中药研发人才，走中药的国际化发展之路。我国应紧抓欧美国家天然药品市场扩大发展的机遇，利用中药资源的本土发展优势和中药材的自身优点，积极发展中药产业。同时，研发和生产企业应加强纯中药、中成药的研究与开发，加强中药的国际营销与宣传，积极抢占欧洲天然药品市场。综上所述，拓展海外市场无疑是我国生物医药产业研究发展的新契机。

中国卫生管理研究

2016 年第 1 期　总第 1 期

第 130 ~ 144 页

© SSAP, 2016

我国公立医院医疗服务价格调整的
问题与对策分析

刘　剑　曹红梅[*]

摘　要： 本文在对我国医疗服务价格调整历程梳理的基础上，分析了公立医院医疗服务价格调整过程中存在的问题，重点剖析了新一轮医疗服务价格调整方案的成效与启示，并提出了具有可操作性的医疗服务价格调整措施。

关键词： 公立医院　医疗服务价格　价格结构　动态调整机制

公立医院是我国公共卫生服务体系的主体，截止到 2015 年 9 月，尽管我国公立医院占医院总数的比重从 2009 年的 77.5% 下降到 49.4%，但是公立医院就诊人次仍占到医院总就诊人次的 88%。公立医院提供的医疗卫生服务具有公益性，因此，医疗服务项目收费标准不是通过市场供求的调节自发形成的，而是由政府物价管理部门制定的。[①] 医疗服务价格改革一向是公立医院改革的重要内容之一，而医疗服务价格调整则是政府调控医疗服务行业的重要手段。[②] 因此，梳理我国医疗服务价格调整历

* 刘剑，金陵科技学院商学院副教授，电子邮箱：Ljian@ jit. edu. cn；曹红梅，南京大学医学院附属鼓楼医院院长办公室主任助理，助理研究员，电子邮箱：caohongmei1981@ 163. com。

① 洪梅、顾红萍：《完善我国公立医院医疗服务价格基本思路初探》，《价格理论与实践》2010 年第 10 期。

② 吕兰婷、王虎峰：《公立医院医疗服务价格调整难点及推进策略》，《中国医院管理》2015 年第 7 期。

程，分析公立医院医疗服务价格调整过程中存在的问题及原因，重点解析在城市公立医院全面实施药品零差率销售背景下，不同地区推出的有代表性的医疗服务价格调整方案，总结其价格改革过程中的经验与启示，对顺利推进我国公立医院改革有着重要的现实意义。

一 我国医疗服务价格调整的历程

根据不同时期医疗服务价格管理的目标与方式，可以将我国医疗服务价格调整的历程划分为四个不同阶段。

第一阶段，1949～1982年，新中国成立到改革开放前，这一时期我国的医疗服务实行按项目收费，由国家直接管理。在计划经济体制下，由于片面强调医疗服务的福利性，基本医疗服务按照不包含工资和固定资产折旧的成本定价，医疗服务价格一直处于较低水平。且1958年、1960年和1972年，我国医疗服务价格进行了三次较大幅度的下调。[①]

第二阶段，1983～1999年，为改革开放后，医疗服务价格的第一个全面调整时期。1985年以后医疗卫生体制改革的重点是，增加医疗机构的经营自主权，减少政府财政的卫生投入。政府卫生支出占卫生总费用构成的比重从1985年的38.6%逐年降低，到1999年仅占15.8%。这一时期医疗服务收费仍为政府定价，但由于存在医院补偿不足等问题，从1985年开始，我国对医疗服务项目收费标准进行了大范围的上调。1986～1999年，全国大部分省份对医疗服务收费标准进行了调整。其中，辽宁、湖南、湖北、甘肃、四川、重庆和陕西等在这一时期，进行了两次价格调整，但价格调整的时间间隔较短的也有4年，最长的省份跨度为12年（见表1）。

表1 我国部分省份医疗服务价格调整时间（1986～1999年）

调整时间	调整的省份
1986年	甘肃、辽宁
1987年	湖南、湖北、江苏
1989年	四川、广东
1991年	陕西、辽宁、吉林

---

① 刘丽杭：《我国医疗服务价格调整评析》，《卫生经济研究》2008年第5期。

续表

调整时间	调整的省份
1992 年	湖南
1993 年	新疆
1994 年	山东
1995 年	重庆
1996 年	河南、湖北、陕西、浙江
1997 年	北京
1998 年	甘肃、四川
1999 年	重庆、广东

资料来源：据卫生部《中国卫生年鉴》整理而得。

第三阶段，2000~2008 年，为我国政府对医疗服务价格管制松动的时期，其标志为 2000 年 7 月颁布的《关于改革医疗服务价格管理的意见》。该《意见》对我国医疗服务价格管理制度做出了重大调整：取消政府定价，根据国家宏观调控与市场调节相结合的原则，充分发挥市场竞争机制的作用，实行政府指导价和市场调节价，并下放医疗服务价格管理权限。2000年以后，各省份医疗服务价格调整时间跨度有所缩短，其中吉林在 2001 年调整价格后，2003 年又再次进行了价格调整。截止到 2005 年，大部分省份都先后完成了最近一次的医疗服务价格调整（见表 2）。

表 2 我国部分省份医疗服务价格调整时间（2000~2005 年）

调整时间	调整的省份
2000 年	山东、新疆、浙江
2001 年	北京、河南、吉林
2002 年	湖南、辽宁、四川、陕西
2003 年	安徽、重庆、吉林、贵州、海南、河北、青海、山东
2004 年	北京、河南、甘肃、福建、新疆、浙江
2005 年	江苏、湖北、广东、山西

资料来源：据卫生部《中国卫生年鉴》整理而得。

第四阶段，2009 年至今，为我国医疗卫生体制改革深化时期。2009年 4 月颁布的《关于深化医药卫生体制改革的意见》，标志着我国医药卫生体制改革进入全面启动和整体推进阶段，《意见》明确提出要深化公立医院改革，建立科学合理的医药价格形成机制。之后颁布了《改革药品和医疗服务价格形成机制的意见》，其亮点为提出降低药价、提升诊疗费，鼓励地方结合公立医院试点改革，统筹开展公立医院销售药品零差率改革。① 为了进一步理顺医疗服务比价关系，形成合理的医疗服务价格结构，规范医疗服务价格行为，2012 年 5 月，在全面修订 2001 年版项目规范的基础上，国家发展改革委会同卫生部、国家中医药管理局颁布了《全国医疗服务价格项目规范（2012 年版）》。

从 2012 年起，依据国家深化医改的总体安排，全国各省份从相对简单的县级公立医院开始，启动了以破除"以药补医"机制为核心的公立医院综合改革。截止到 2014 年底，全国已有 2400 多个县级公立医院取消了药品加成，调整了医疗服务价格，各级政府加大投入，初步构建了运行补偿新机制。2014 年，国务院第 69 次常务会议做出了加快推进价格改革的决定，李克强总理在会议上指出："药价要下来，服务要上去，医保要保住。"② 医药价格将突破现有的管理体制，目标是实现医药价格的合理回归。2015 年 5 月颁发的《关于城市公立医院综合改革试点的指导意见》再次提出以破除"以药补医"机制为关键环节，通过取消药品加成、降低药品耗材费用、同步理顺医疗服务价格、深化医保支付方式改革等措施来实现此次改革目标。③ 在前期试点公立医院医疗服务价格调整的基础上，2015 年新一轮的大规模医疗服务价格的调整伴随着深化公立医院的改革同步展开。

二 我国公立医院医疗服务价格调整过程中存在的主要问题分析

从我国医疗服务价格调整的历程可以发现，我国医疗服务的价格从计划经济时期的政府直接定价，到社会主义市场经济的基本医疗服务的政府指导价，尽管定价方法、管理方式与手段有了一定变化，但价格调

---

① 国家发展改革委、卫生部、人力资源和社会保障部：《改革药品和医疗服务价格形成机制的意见》（发改价格〔2009〕2844 号），2009 年 11 月 23 日。

② 李克强：《市场定价给了消费者更多选择的权利》，中国政府网，http://www.gov.cn/xinwen/2014-11/16/content_2779525.htm，最后访问日期：2014 年 11 月 16 日。

③ 国务院办公厅：《关于城市公立医院综合改革试点的指导意见》（国办发〔2015〕38 号），2015 年 5 月 17 日。

整过程中仍旧存在一些共性问题，表现为以下几方面。

（一）我国医疗服务价格调整的周期较长，未能建立起动态医疗服务价格调整机制

从前几个时期各省份医疗服务价格调整的周期来看，改革开放后的第一次大规模价格调整阶段，大部分省份的调整周期为 5 ~ 8 年。尽管 2000 年以后，价格调整的周期有所缩短，大部分省份的调整周期为 4 年左右，但在 2008 年以后，大部分省份未进行过医疗服务价格的调整。如江苏最近一次全面价格调整还是在 2005 年，目前的医疗服务价格基本上是在 2005 年基础上做的微调。

医疗服务价格的调整未能与物价水平、医疗服务技术与内容等的发展变化形成联动。政府制定的价格多年不变，即使其间人力资本、医疗技术与设备及其他医疗服务投入要素的价格都发生了变化，医疗服务价格仍保持不变或者仅仅做小范围的补充修订。[1] 因此，医疗服务价格并未发挥出作为经济杠杆调节供需、引导医疗资源合理配置的作用。

（二）我国医疗服务费用水平整体增长过快，结构不合理的状况未能有效改变

2009 年以后的医改重点强调要将药价降下来，同时提高体现医务人员劳动技术的服务费用，尽管公立医院的住院药占比有所下降，从 2009 年的 43.93% 下降到 2014 年的 38.3%，医疗服务费用的上涨幅度还是远远高于同期居民消费价格指数的上涨幅度（详见表 3）。

表 3 我国公立医院医疗服务费用的变化趋势 （2008 ~ 2014 年）

年份	2008	2009	2010	2011	2012	2013	2014
每门诊人次费用（元）	138.80	152.50	167.30	180.20	193.40	207.90	221.60
上涨（%）（当年价格）	—	9.87	9.70	7.71	7.33	7.50	6.59
人均住院费用（元）	5363.3	5856.20	6415.90	6909.90	7325.10	7858.90	8290.50
上涨（%）（当年价格）	—	9.19	9.56	7.70	6.01	7.29	5.49

---

[1] 包冬梅：《关于我国医药价格监管问题研究》，硕士学位论文，内蒙古师范大学行政管理系，2012。

续表

年份	2008	2009	2010	2011	2012	2013	2014
居民消费价格指数增长（%）	—	-0.7	3.30	5.40	2.60	2.60	2.00
医院住院药费占比（%）	—	43.93	43.40	42.02	41.32	39.50	38.30

　　资料来源：《中国统计年鉴》、《中国卫生统计年鉴》及2013年和2014年《我国卫生和计划生育事业发展统计公报》。

　　长期以来，我国对于基本医疗服务价格一直保持低于成本定价的原则，对于医务人员的技术劳务价值在成本中体现不足，对于设备折旧和材料等物质消耗成本体现较多，形成了目前医疗服务价格扭曲的现状，造成了药品、耗材和大型医用设备的过度利用和不合理使用，这也成为医疗费用不断上涨的重要因素。[1] 几次大规模的价格调整其目的之一就是改变不合理的医疗服务价格结构，但是成效并不明显。从图1可以看出，2009年以后，门诊病人次均检查费的上涨幅度超过门诊病人次均医药费的上涨幅度；同样，住院病人人均检查费的涨幅也远远高于同期住院病人人均医药费的涨幅。这进一步反映出，公立医院医疗服务收费结构的不合理。

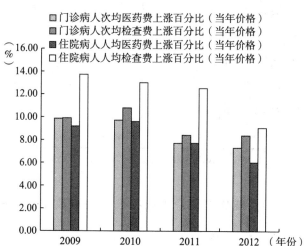

图1　公立医院病人人均费用涨幅变化（2009～2012年）
资料来源：根据《中国卫生统计年鉴（2013年）》整理而得。

---

　　① 汪胜、王小合：《卫生费用增长的分析与对策》，《杭州师范学院学报》（医学版）2006年第5期。

（三） 医疗服务价格改革对引导分级诊疗作用有限

为了进一步落实差别化的医疗价格政策，引导分级诊疗，各地区都按照医疗机构的等级和医生职级，实行了分级定价，期望运用价格杠杆引导患者前往基层医疗卫生机构就诊，从而减少前往三级医院寻求专家医生问诊的患者人数。但数据表明（详见表4），从 2009 年到 2014 年三级医院服务量占医疗机构总服务量的比重每年都在增长，从 2009 年的 12.57% 上升到 2014 年的 18.42%；尽管基层医疗服务机构的服务量也在增长，其占总服务量的比重却在不断下降。目前，基层医疗机构全科医师人才缺乏，难以承担应有的责任，价格杠杆的作用有限，并未达到合理分流、优化医疗资源的目的。

表 4　我国公立医院与基层医疗卫生机构诊疗人次的
变化趋势（2009 ~ 2014 年）

年份	2009	2010	2011	2012	2013	2014
医疗卫生机构合计（亿人次）	54.90	58.4	62.7	68.9	73.1	76
公立医院（亿人次）	17.70	18.7	20.5	22.9	24.6	26.5
占总服务量的比重（%）	32.24	32.02	32.70	33.24	33.65	34.87
三级医院（亿人次）	6.90	7.6	9	10.9	12.4	14
占总服务量的比重（%）	12.57	13.01	14.35	15.82	16.96	18.42
基层医疗卫生机构（亿人次）	33.90	36.1	38.1	41.1	43.2	43.6
占总服务量的比重（%）	61.75	61.82	60.77	59.65	59.10	57.37

资料来源：2010 ~ 2014 年《我国卫生和计划生育事业发展统计公报》。

（四） 政府卫生支出有限，未能在公立医院改革中充分体现政府职责

从图 2 我们可以看出，尽管政府卫生支出的比重在逐年提高，个人卫生支出占卫生总支出的比重也从 2000 年的 59% 下降到 2014 年的 33.2%，但 2014 年个人卫生支出比重仍高于政府当年卫生支出的比重（29.9%）。

2008 年以来（详见表5），政府的财政补助基本上仅占我国公立医院总收入的 8% 左右，医院维持正常运转更多依靠药品利润及医疗服务项目

的收费。由于医疗服务价格多年没有调整，医院与医生出现拆分检查项目、重复检查等诸多不规范行为。

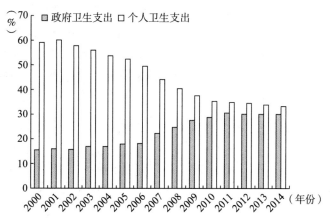

图2　政府卫生支出与个人卫生支出占比的变化（2000～2014年）
资料来源：2014年《我国卫生和计划生育事业发展统计公报》。

表5　我国公立医院总收入与总支出的变化（2008～2012年）

年份	2008	2009	2010	2011	2012
平均每所医院总收入（万元）	4766.1	5890.2	7179.3	8832.1	10950.5
平均每所医院总支出（万元）	4627	5639.3	6872	8521.1	10438.5
财政补助收入（万元）	372.3	479.5	586.9	766.7	892.8
占总收入比重（%）	7.81	8.14	8.17	8.68	8.15
占总支出比重（%）	8.05	8.50	8.54	9.00	8.55

资料来源：根据《中国卫生统计年鉴》（2013年）整理而得。

三　部分省市新一轮医疗服务价格调整方案分析

与前三个阶段的医疗服务价格调整不同，新一轮医疗服务价格改革是在城市公立医院全面实施药品零差率销售、推动公立医院破除"以药补医"、转换运行机制的背景下展开的。下面本文将选取四个典型的城市公立医院医疗服务价格调整的地区做详细分析。

（一） 部分省市新一轮医疗服务价格调整方案对比分析

从 2014 年 4 月 1 日起，浙江省省级公立医院和杭州市市级公立医院综合改革全面启动，标志着该省成为全国率先在所有公立医院均实行药品零差率销售、调整医疗服务价格的省份。这次价格调整是在 2011 年 9 月开始的以实施药品零差率、破除"以药补医"机制为切入点的县级公立医院综合改革基础上进行的，共涉及浙江省、市、县三级总计 427 家公立医院。① 浙江省的调价方案对其他地区全面推行城市公立医院药品零差率销售有着重要的借鉴作用。

重庆的调价方案涉及调整的项目包括六大类 7886 项，重庆也成为一次调价项目最多的地区。但在价格改革实施的第七天，由于医疗服务价格调整大幅增加了尿毒症患者的经济负担，数百名患者及家属集体抗议，随后，重庆市决定暂缓执行新版医疗服务项目价格，在全国引起较大反响。②

青岛市实施新版医疗服务价格之时，正好处在重庆暂缓执行新版医疗服务项目价格之后的敏感时期。该方案的亮点在于严格控制单独收费耗材的品种和数量，将原来众多允许单独收费的一次性耗材列入定价成本中，不再另行收费。③

江苏省为全国四个医改综合试点省份之一，早在 2012 年就启动了 15 个县级公立医院改革试点，2013 年又在全省范围内推进所有县级公立医院的改革，并选取镇江市作为城市公立医院改革的试点。2015 年 10 月，江苏省颁布了城市公立医院医药价格综合改革方案，在省内所有城市公立医院实行药品零差率销售。这次改革在价格调整的同时，还尝试进行了定价机制的改革：确立了公立医院医疗服务价格在按项目成本定价的基础上，试行按照维持公立医院合理业务收入的目标价格定价的机制。

几个试点地区的具体做法详见表 6。

---

① 马伟杭等：《浙江省公立医院医疗服务价格改革的探索与实践》，《中国卫生政策研究》2015 年第 5 期。

② 苏剑一：《重庆医价调整的启示》，《中国卫生人才》2015 年第 5 期。

③ 《政策联动、公平可及、群众受益——青岛市医疗服务价格改革取得初步成效》，《价格理论与实践》2015 年第 5 期。

表6　四个典型试点地区关于城市公立医院医疗服务价格调整的做法

典型地区	医疗服务价格调整实施时间	医疗服务价格调整目标与原则	调整范围与幅度	配套措施
浙江省	2014年4月1日	以"调整公立医院的收入结构，建立公立医院经济运行的新机制"为目标，医疗服务价格改革的原则为"总量控制、结构调整"	药品（中药饮片除外）实行"零差率"销售，同时，诊查费、护理费、治疗费、手术费等服务价格按照10%~35%不同幅度上调，共涉及项目4141项，上调的医疗价格额度大约是下调药费的90%	医疗服务价格调整与医保、卫生、财政政策同步，不增加患者实际医药费用负担
重庆市	2015年3月24日	以"破除以药补医，降低虚高药价"为目标，医疗服务价格改革的原则为"总量控制、结构调整、有升有降、增减平衡"	六大类7886项医疗服务项目中，提价类项目有6577项，降价类项目仅有1309项，其中诊查与护理类项目提价30%，治疗及手术类价格提高13%，大型设备检查及检验类项目降低25%	只进行了医疗服务价格调整，医保等配套政策没有调整；未能很好履行价格听证会的职能，未充分听取民意
青岛市	2015年4月1日	以医疗服务价格调整，实行药品零差率，破除以药补医机制，完善城市公立医院的价格补偿机制为主要目标，按照合理补偿成本、兼顾群众和基本医疗保障承受能力、实行分级定价等原则分三批出台实施	对四大类共5507项医疗服务价格项目做了调整，其中，综合类项目提高42%，手术类项目提高128.6%，中医类项目提高196.8%，检验类项目降低7.8%，影像类项目降低20%以上	把医疗服务价格调整和医保支付、医疗机构控费、大病保险、医疗救助统筹考虑，兼顾患者、医疗机构、医保等各方面利益
江苏省	2015年10月28日	以"改革补偿机制，破除逐利机制，控制医药费用增长"为目标，医疗服务价格改革的原则为"总量控制、结构调整、统筹协调、配套实施"	现行的5267项医疗服务项目中，提价项目有2993项，降价项目为275项，取消项目15项，调整项目1625项，下放管理权325项、CT、核磁共振等大型设备检查项目下调幅度达50%	兼顾患者、医院与政府等各方面利益，同步推进医保支付方式改革、增加政府投入及加强医院管理等措施

资料来源：根据各省市医疗服务价格调整方案整理而得。

（二）部分省市新一轮医疗服务价格调整后的成效与启示

1. 成效

从上述四个地区的医疗价格调整方案的整体实施成效来看，相关措施在一定程度上改变了药品价格偏高、医疗服务价格偏低的结构性问题。

如青岛市在服务价格改革方案实施后，医院收入过快增长态势得到初步扭转，全市 36 家二级以上医院的医疗收入结构进一步优化，药品、材料、检查收入增幅回落，手术、诊察、护理等收入上升。下面重点以南京市鼓楼医院为例，分析 2015 年 10 月 31 日医药价格改革正式启动后，医院 2015 年 11 月到 2016 年 2 月四个月的运营情况。

（1）价格调整对医院收入的影响

南京鼓楼医院这四个月的经济情况如下：药品收入占医疗收入比例为 36.72%，占比比上年同期下降 4.81%；检查收入占比为 11.40%，比上年同期下降 0.33%；诊察收入占比为 1.77%，比上年同期上涨 1.25%；治疗收入占比为 9.61%，比上年同期上涨 1.65%。药品、检查收入下降，医疗收入结构进一步优化。

（2）价格调整对医疗费用的影响

2015 年 1～11 月与 2014 年同期相比，南京鼓楼医院住院患者次均药品费用从 8420.87 元下降为 8245.58 元，比上年同期下降 2.08%；门诊患者次均诊疗费用从 349.59 元上升到 373.43 元，涨幅为 6.82%，门诊患者次均药品费用虽有所增长，但涨幅为 5.5%，低于诊疗费的上涨幅度。

此次医疗服务价格改革进一步体现了"轻设备、重劳动、重技术"的改革方向，在一定程度上激发了医务工作者通过提供优质的医疗服务获取收入的积极性，遏制了依靠药品销售、检查收费创收等行为，促进了公立医院向提升医疗技术水平方向发展，将对形成新的公立医院补偿机制、解决老百姓"看病贵"的问题产生积极作用。

2. 启示

医疗服务价格调整要取得预期的效果，就必须与医疗保障体系改革、财政补偿机制改革、药品价格改革及医疗卫生服务体系改革等其他相关改革措施相互配合。

首先，在医疗服务价格改革过程中，要充分考虑包括医保、患者、医院等在内的多方相关利益人的利益诉求。如重庆医疗服务价格调整方案出台未能统筹安排、充分协商，在医疗服务价格调整过程中，未能充分考虑包括患者在内的多方相关利益人的利益诉求，特别是政策出台没有与医保部门充分沟通协商，使部分患者的医疗费用大幅度增长，引起患者不满。相比较而言，浙江、青岛与江苏在调价过程中，增加的费用大部分由医保基金支付，并没有过多增加患者的负担，价格调整得以顺利进行。因此，医疗服务价格的调整既要弥补医疗成本和体现医疗价值，又要符合医保机构和患者的支付能力。

其次，医疗服务价格调整要有政府财政政策的支持。此次改革要求既体现医务人员应有的价值，确保医院的收益不受损失，又强调不多增加患者的负担，这就需要政府加大财政保障力度，在公立医院改革中体现政府职责。以南京鼓楼医院为例，2015 年 11 月到 2016 年 2 月的业务收入（除药品）按医改后价格计算为 69883.68 万元，按原价格计算为 65347.48 元，上涨 4536.20 万元，扣除取消项目影响额 717.50 万元，实际医疗服务项目调价 3818.70 万元。药品收入按医改后价格计算为 40555.92 万元，按原价格计算为 46162.66 万元，减少 5606.74 万元，实际调价补偿率为 68.11%，其余 30% 多的缺口除医院通过提供优质服务增加合理收入来化解外，主要就是依靠政府增加财政投入来解决。江苏省政府已经明确，到 2017 年全省各级财政用于医疗卫生的投入将达到 1000 亿元左右。

尽管医疗服务价格改革取得了一定的成效，但目前的医疗服务价格改革主要以弥补药品差价为依据，未能充分考虑物价水平、人力成本上涨等诸多因素，也未能充分考虑医疗新技术、新项目的推广和应用，还未建立起科学、动态的调整机制。

四 推动新一轮医疗服务价格调整顺利实施的保障措施

新一轮医疗服务价格改革的最终目的是更好地协调各个主体的利益，逐步满足各个主体的合理诉求。[1] 因此，此次价格调整除要进行详细测算外，更要统筹考虑，并与医保支付、分级诊疗等政策相互衔接，既要体现医务人员的劳动价值，还要兼顾患者和医保基金的承受能力，切实防止增加患者特别是弱势群体的就医负担，[2] 同时要回归城市公立医院的公益性，促进其健康持续发展。

（一）设置合理的医疗服务价格调整周期与整体涨幅

其一，要确定合理的价格调整周期。建议医疗服务价格每 2～4 年调

---

① 张录法：《医疗服务价格应如何调整?》，《社会观察》2015 年第 6 期。
② 《国务院医改办负责人就〈关于城市公立医院综合改革试点的指导意见〉答记者问》，《中国实用乡村医生杂志》2015 年第 16 期。

整一次，不能间隔时间过长，也不宜过短。其二，设定医疗服务价格调整的整体幅度。医疗服务价格要依据物价水平、工资变动及医疗技术进步情况进行调整，只有当医疗服务成本变动合理并且定价不足以弥补成本或是获得合理利润时才可以进行价格调整。调整幅度采用价格上限法：价格调整幅度 ≤ 当年的 CPI（居民消费价格指数）＋X%（补充调整系数）－t（技术进步率），其中补充调整系数根据医疗机构成本和居民收入增长情况综合确定，技术进步率由卫生行政部门核定。

（二）科学合理地确定医疗服务价格结构调整的项目与幅度

在整体调价水平确定的基础上，应考虑哪些项目需进行调整与调整的幅度，在公立医院实际经营状况的调查与维持各类医疗费用份额相对稳定的基础上，确定需要调整的医疗价格项目。[①] 在具体项目结构调整中，应该注意遵循以下基本原则：调整未来医疗服务需求的重点医疗服务项目；调整可以提升患者生活质量的医疗服务项目；调整可以有效提高医疗质量的项目。如随着老龄化的加剧，应该考虑增设居家护理服务项目。在调整幅度的设定方面，可以参考日本的做法，如当出现某项医疗服务提供数量大幅度增加的情况时，为维持社保基金的平衡，就应把该项医疗服务价格标准列入调低的范畴。[②]

（三）强化医疗服务价格调整的过程管理

其一，价格调整必须建立在成本调查的基础上。在确定医疗服务成本的过程中，不仅要依靠医疗机构提供的成本，还应采取对主管部门审查确定的成本与医院平均成本进行加权平均的方法，减少对医疗机构提供信息的依赖程度。其二，调价的程序应规范，各利益相关群体参与的途径需畅通。在较大范围医疗服务价格改革前，要召开包括患者、居民、人大代表、学者专家等在内的相关人员组成的论证会；价格主管部门应举行医疗服务价格听证会，广泛征求社会各方面的意见，保障公民参与价格决策的权利。

---

① 金春林等：《日本的医疗制度与价格管理》，《中国卫生资源》2004 年第 5 期。
② 崔涛、胡牧：《日本医疗价格形成机制与管理》，《中国医疗保险》2009 年第 11 期。

（四） 充分发挥医疗保险在医疗服务定价机制中的地位和作用

截至 2014 年底，我国参加城镇居民基本医疗保险的人数为 31451 万人，参加职工基本医疗保险的人数为 28296 万人，参加新型农村合作医疗的人数为 73600 万人，大部分患者是通过医疗保险支付医疗费用的。因此，要在引导与监督医疗服务行为和费用的调控方面充分发挥各类医疗保险的制约作用，对要进入医保目录库的高额药品和耗材进行严格的审查及经济学评价。在总额控制的基础上，应逐步减少按项目付费的方式，建立按人头、按病种、按服务单元等复合型付费的方式。

（五） 医疗服务价格的调整必须与医保、卫生等政策联动

医疗服务价格提高部分应该全部或绝大部分纳入医保报销范围，不增加患者负担，特别是不增加低收入弱势群体患者的负担。同时，要发挥各级卫生行政部门对医疗费用过快增长的制约作用，特别是对过度用药的制约作用。各级卫生行政主管部门在考核医院药占比时，还要考虑医院的类型与性质，制定合理的药占比标准。例如，口腔医院药占比较低，诊疗费占比较高；肿瘤医院则相反，药占比较高，诊疗费占比较低。

（六） 完善补偿机制，强化政府责任

新一轮医疗服务价格的调整在药品零差率的背景下展开，此次改革一方面打破了医疗服务领域长期以来形成的"以药补医"的传统经营模式，另一方面继续坚持公立医院的"公益性"。但是，如果仅仅把取消药品加成后医院减少的药品收入作为调价依据，从长期来看并不能形成合理的医疗服务价格体系和科学的补偿机制。[1] 因此，政府应该将价格问题和补偿问题一并考虑，在改革医疗服务价格的同时完善和调整公立医院的补偿机制。为使医疗服务价格维持在相对较低的水平，充分体现公立医院的公益性，各省市在进行价格改革时，应根据财政能力增加补偿数量以弥补部分基本医疗服务的成本。政府的责任还体现在医疗人才培养方面，要在全科医生的培养中发挥积极的作用。全科医生的培养是医改的重点之一。由于目前全科医生地位不高、职业前景模糊，人才流失情

---

[1] 彭颖、李芬、金春林：《取消药品加成后医疗服务价格调整的实践与思考》，《中国卫生资源》2014 年第 6 期。

况严重，政府相关部门应该在全科医生的薪酬制度、职称晋升等方面做全方位的改革，只有这样才能使分级诊疗制度落到实处，才能更好地发挥价格杠杆调节医疗服务资源配置的作用。

医疗服务价格改革实质上涉及医疗服务提供方——医院的运营机制的改变，同时涉及药品生产流通体制的变革，更关系到广大医疗服务需求方——患者的切身利益，也涉及医疗保险政策与政府管理体制等方方面面的改变。因此，医疗服务价格改革要取得理想的结果，必须融入其他改革的进程之中，依靠任何单方面改革都不可能成功。

中国卫生管理研究

2016年第1期 总第1期

第145~158页

© SSAP，2016

医保支付标准对药品价格管制的
机理及实施建议 *

卫　陈**

摘　要： 党的十八届三中全会以来，逐步建立以市场为主
导的药品价格形成机制成为全社会的共识，药品的医保支付标
准正式进入政府的政策议程。本文从界定医保支付标准的内涵
入手，深入剖析目前药品价格管制的现状以及医保支付标准的
作用机理，结合现实环境，提出了建立多部门协调沟通的联动
机制，以按商品名制定支付标准起步，以按通用名制定支付标
准为方向，全方位采集量价信息等实施策略。

关键词： 医保支付标准　药品价格　招标采购

药品价格一直以来都是社会公众关注的焦点，控制药品的虚高价格、
改革药品定价机制是医改的一项重要内容。2015年5月，发改委等七部委
正式发布《推进药品价格改革的意见》，提出按照使市场在资源配置中起决
定性作用和更好发挥政府作用的要求，逐步建立以市场为主导的药品价格
形成机制。具体举措包括取消药品政府定价、完善药品采购机制、发挥医

---

* 本文为江苏省教育厅高校哲学社会科学基金指导项目"我国儿童用药有效供给模式及其
政策体系构建研究"（2013SJD630047）与国家自然科学基金资助项目"统筹城乡医保
制度对居民健康及医疗利用影响研究"（71373120）的阶段性成果。

** 卫陈，南京中医药大学经贸管理学院讲师，研究方向：药事管理及公共卫生政策，电子
邮箱：wweeii8768@163.com。

保控费作用，其中医保药品的支付标准正式进入政府的政策议程。[①]

在此背景之下，研究医保支付标准如何在现有的政策框架内，引入药品价格的市场发现机制，形成科学合理的药品价格，从而减轻患者不合理的医药费用负担，具有重要的现实意义。

一 医保支付标准的内涵

在我国各地，医保药品均占据绝对的市场份额，医保药品的支付标准事关各方利益。对于医保支付标准，目前国内还没有官方的定义，其本质上还是一个价格概念。[②] 广义上，医保支付标准通常有三种理解。

第一，是指根据相关测算标准，除去患者自付部分，由医保基金支付的药品的绝对金额，如德国、澳大利亚等国就是采用这样的基准价模式。而我国现实情况是医保目录分甲类和乙类，乙类药品要先由患者自付一定比例，其余部分再按不同参保类型、就诊医疗机构级别等区分不同的报销比例。此外，工伤和生育保险不区分甲乙类。如果简单制定统一的基金支付标准，而与现有的医保政策有冲突，实际操作将面临很大困难。

第二，是指由医保基金和患者支付的总金额，按照报销比例分别向医院结算的标准，这也是我国大部分地区现有医保政策下的传统的支付标准，通常就是实际零售价。该标准目前最大的问题是往往有虚高的成分，使医保基金和患者的负担加重。

第三，本文所研究的新的"医保支付标准"特指医保基金针对医保目录中的药品向定点医疗机构或定点零售药店支付的价格基准，而患者的支付标准通常是实际零售价，或者其他。医保支付标准制定规则须力求科学，才能引导合理药品价格的形成。

二 医保支付标准的作用机理

根据卫生发展研究中心《2013 中国卫生总费用研究报告》，我国

---

① 国家发展和改革委员会：《关于印发推进药品价格改革意见的通知》，http://www. sd-pc. gov. cn/zcfb/zcfbtz/201505/t20150505_690664. html。

② 黄丛洋：《浅议医保支付基准价的设定》，《中国人力资源社会保障》2015 年第 2 期。

2012 年药品费用总额为 11860. 45 亿元，其中医疗机构为 8254. 05 亿元（约占 70%），社会药店为 3606. 4 亿元（约占 30%）。在我国，公立医疗机构是最主要的药品销售终端，而其药品必须通过省级招标采购，因此药品招标采购制度对于药品价格具有决定性的影响。医保支付标准要与招标采购制度合理衔接，让市场机制充分发挥作用，才能使药品价格真正回归价值。

（一）传统招标模式下药品价格管制政策解析

在传统药品招标模式下，药品实际零售价格由集中招标采购、药品加成和政府定价三项管制政策共同决定。

1. 医疗机构在集中招标采购中参与不足

2001 年 11 月，国务院六部门印发了《医疗机构药品集中招标采购工作规范（试行）》，集中招标采购在全国推行。该政策要求所有公立医院必须参加当地卫生部门举办的药品集中招标采购，原则上公立医院只能采购中标药品，并且按中标价采购。集中招标采购本想用政府采购替代医院采购，以解决公立医院采购价虚高的问题。[1] 结果却事与愿违，部分药品价格始终虚高不下，因为不同质量层次的药品不会直接进行价格竞争，而一些独家的优势品种通过高回扣的方式继续维持高价格，而本来价格低的品种回扣空间小，中标后也无法维持供应，只好逐步淡出市场。医疗机构对药品的临床疗效和质量最有发言权，是真正的用药主体，但目前仍缺乏让医疗机构有效参与药品采购的制度设计。

2. 药品加成和零差率政策评价

集中招标采购管住了医疗机构的采购价，而药品加成则管住了销售价。发改委在 2006 年《关于进一步整顿药品和医疗服务市场价格秩序的意见》中规定：县及以上医疗机构销售药品，以实际购进价为基础，顺加不超过 15% 的加价率作价，在加价率基础上的加成收入为药品加成。在具体执行中，各地制定了明确细则，部分省市要求医院售药以 500 元为线：单价为 500 元以下的药品加成 15%；单价超过 500 元的只加价 75元。由此，大多数医院能够保持加价率低于 15%。在"以药养医"体制下，15% 加成的结果是医院趋向采购高价药，药价基数越大，加成绝对

---

[1] 董朝晖：《对于医保支付标准形成机制的展望》，《中国医疗保险》2015 年第 7 期。

值就越大，医院赚取的利润也就越多。而由加成产生的费用最终分摊到患者身上，就出现了药价虚高和看病贵、看病难的社会性问题。

2012 年 4 月 18 日，国务院办公厅印发《深化医药卫生体制改革 2012 年主要工作安排》，指出 2012 年公立医院改革将取消药品加成。2015 年 8 月国家卫计委发布的数据显示，公立医院体制机制改革不断取得突破，在破除以药补医方面，3077 家县级公立医院、446 家城市公立医院取消了全部药品加成，江苏、浙江、福建、安徽、四川、陕西、宁夏七个省份已经在全部县级公立医院取消药品加成，浙江、江苏等省份城市公立医院也全面取消药品加成。在零差率政策下，药品价格不再与医院收益挂钩，医院不会去追逐高价药，但对于低价药也没有偏好，价格机制不再起作用。医院一方面无法获得药品购销差价，另一方面还要付出药品储存保管等额外成本，这必将导致其通过其他方式进行利益补偿，因而对于患者而言，总体就医负担是否能下降还是未知数。

3. 政府定价的局限性

先前发改委在制定药品价格时主要依据社会平均成本，而对某些供大于求的药品则使用领先企业的成本确定药品价格。我国制药企业数量众多，药品成本信息收集困难，计算全社会对于同一个药品的平均成本大大增加了定价部门的工作量，且审查和监管生产企业所报成本是否属实的难度较高，最高零售价很难定准确。[①] 正因为如此，尽管物价部门频繁降价，药价仍然普遍虚高，政府定价实际上为某些价格虚高的药品提供了"保护伞"。2015 年 6 月，药品政府定价正式取消，时至今日药品价格并未出现大的波动，这也证明了政府定价本身在药品市场化程度越来越高的今天是个无效的政策。

目前制定药品最高零售价的管制方式已经成为历史，而在集中招标采购和零差率政策下，公立医院没有积极性也没有权利参与市场交易，市场机制无从发挥作用。各省市从 2015 年起陆续执行的药品集中采购新政策则为药品价格市场机制的建立奠定了基础。

（二） 集中采购新政下的药品价格

1. 公立医院药品集中采购新政

根据《国务院办公厅关于完善公立医院药品集中采购工作的指导意

---

① 唐斌：《我国药品价格政府规制研究》，硕士学位论文，云南大学，2011。

见》（国办发〔2015〕7号）、《国家卫生计生委关于落实完善公立医院药品集中采购工作指导意见的通知》（国卫药政发〔2015〕70号），一个平台、上下联动、公开透明、分类采购的药品集中采购新模式已经在全国各省份陆续实施。该模式的基本思路是：首先分类采购，竞争性强的品种招标采购，专利、独家等竞争不充分的品种谈判采购，妇儿专科、急（抢）救等品种直接挂网，先产生入围品种和入围价；其次以不同采购方式产生的入围品种，可以在入围价基础上进行议价，即赋予试点城市公立医院议价主体资格，具有议价权的医院范围还将不断扩大；最后议价结果必须在省级平台上显示，接受社会监督。

2. 药品价格管制可能存在的问题

集中采购新政的最大亮点在于按照市场在资源配置中起决定性作用和更好发挥政府作用的总要求，提高了医院在药品采购中的参与度，有利于预防和遏制药品购销领域的腐败行为，为建立药品价格市场形成机制提供基础，但在实际运行过程中可能存在以下问题。

（1）医疗机构议价动力不足以及议价标准缺失

政策要求以市为单位组织医疗机构与药品企业进行议价，实际销售价要在省级采购平台上反映，但是议价的动力机制缺失。要想激发医疗机构的议价积极性，必须将议价的差额部分奖励给医院，目前只有浙江、福建、重庆少数几个地方有此类明确政策导向。医院参与议价的动力机制不可或缺，但也有可能走向另一个极端，即医院在损失药品加成后，通过不合理的议价弥补损失。如安徽等地出现医疗机构强制药企降价，否则出局，这也不符合基本的市场价值规律。

（2）药企因考虑全省和全国市场而不会轻易降价

在新的机制下，价格变动是会被采购平台采集到的，在下上联动、全国联动的大背景下，一个小区域降价就可能引发全省乃至全国市场价格的变动。企业在议价时必然十分谨慎，不会轻易降价，为了全国市场放弃一部分地方市场也不失为上策。因此，议价效果成疑。

（三）医保药品支付标准的作用机理

对药品招标采购制度有不少争议，但其运行十几年来对于平抑药品价格的不合理增长还是发挥了重要的作用，尤其是药品采购新政尊重市场值得称道，但未必能够让药品价格回归理性。笔者认为该问题不在于市场本身，而在于市场机制发挥得不到位——作为药品价格最终的买方没有发挥应有的作用。患者由于需求刚性、信息不对称、相对分散等因素，对药价的影响有限，而医保经办机构作为主要的支付方应该参与到药品价格的形成机制中。医保经办机构不能游离于市场外制定标准，否则就是发改委药品定价的翻版。医保经办机构应基于药品实际购销价格进行科学处理，形成支付标准，为议价提供合理的依据，在市场机制内发挥作用（见图1）。

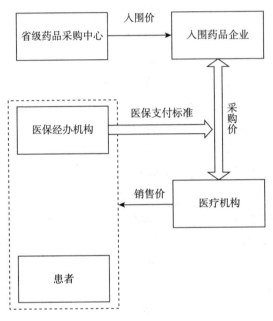

图1 医保支付标准作用机理

以下探讨按照药品的商品名和通用名制定医保支付标准的基本规则。

1. 按商品名——医保支付标准成为限价标准

对于同一厂家的某一品规而言，医保支付标准就是其最高限价。医疗机构不能高于支付标准采购，否则自付；低于支付标准则主要由医院获利。对于患者而言，其按实际销售价格为支付标准付费（乙类目录药品）。

例如，某厂家的阿莫西林硬胶囊（甲类）0.25g×50规格的一瓶医保支付标准是10元，某医院实际成交价是8元，按照零差率政策卖给患者也是8元，而医保基金是按10元向医院结算，则医院有2元的议价收入。

对于乙类目录药品，如某厂家1g头孢吡肟粉针注射剂（个人自付20%）医保支付标准为50元，实际成交价为40元，则医保基金支付给

医院 $50 \times 80\% = 40$ 元,患者付给医院 $40 \times 20\% = 8$ 元,降低的 10 元中医疗机构实际获得 8 元收益,患者也节约了 2 元的费用。

2. 按通用名——医保支付标准是合理价格

随着药品一致性评价工作的推进,在不同企业同品规药品质量差异不大的情况下制定的统一支付标准,应是市场认可的合理价格,通常是中间价。医疗机构采购药品实际销售价格低于标准的,可以获利;在临床必需、患者知情前提下,实际销售价格高于支付标准的,高出部分由患者承担。按通用名制定标准将引导企业科学定价,促进企业之间的有序竞争。

例如,阿莫西林硬胶囊(甲类)$0.25g \times 50$ 的医保支付标准是 10 元,同时有 A、B、C 三家企业入围,与某医疗机构商谈的成交价分别是 8 元、10 元和 12 元,则所有入围厂家的该品规药品均按 10 元进行医保支付。医疗机构采购 A 企业的药品,差价($10 - 8 = 2$ 元)归医疗机构所有,鼓励其采购低价药;如医疗机构认为 C 企业的药品尽管是高价药,却是临床必需的,在患者自愿、知情的情况下,超出部分($12 - 10 = 2$ 元)由患者承担。

问题一:甲类药品为何需要患者付费?

甲类药品实际销售价在医保支付标准范围内的全部由医保埋单,超出医保支付标准的高价药由患者支付一定费用(品牌溢价)。

对于乙类目录药品,如 1g 头孢吡肟粉针注射剂(个人自付 20%)医保支付标准为 50 元,同时有 A、B、C 三家企业入围,与某医疗机构商谈的成交价分别是 40 元、50 元和 60 元。医疗机构实际采购价格 40 元的 A 企业药品,则医保基金以 $50 \times 80\% = 40$ 元进行支付,患者以实际销售价 $40 \times 20\% = 8$ 元进行支付,医院获得 8 元议价收入,患者也能节约 2 元药费支出;医疗机构实际采购价格 60 元的 C 企业药品,医保基金仍以 50 元 $\times 80\% = 40$ 元进行支付,而患者则需要支付剩余部分($60 - 40 = 20$ 元)。

问题二:该支付规则是否会增加患者负担?

医疗机构在议价激励机制作用下,会主动采购低价药,患者总体费用负担会减轻,对于有较高用药需求的患者会增加支出也符合公平原则,同时可以倒逼高价药企业把药价降到可接受的范围。

三 医保支付标准制定的现实环境分析

支付标准的制定和实施过程离不开我国现行的制度和政策环境，因此有必要深入探讨支付标准制定和实施的现实环境，在此基础上再分析实施支付标准所具备的条件和可行策略。

（一）社会医疗保障政策对支付标准的影响

我国已建立起以社会医疗保险、医疗救助和商业健康保险为主要框架的全民医疗保障体系。其中，社会医疗保险是全民医保的支柱，由城镇职工医保、城镇居民医保和新农合三项基本医疗保险制度构成。这三大医疗保障制度为国民提供了所需的基本医疗保障服务，且已在政策层面上实现了全民覆盖。

一方面，社会医疗保障政策的全覆盖，为支付标准的实施提供了坚实基础。支付标准以基本医疗保险目录为基础，即只有参加基本医疗保险的国民才能够享受支付标准带来的政策效应。政策的全覆盖，可以保证支付标准所带来的政策效应能够覆盖最大范围的国民，从而提升国民健康福利。

另一方面，尽管已实现社会医疗保障政策的全覆盖，但是现行社会医疗保障政策呈现碎片化状态，这在一定程度上影响了支付标准的制定。各地差异巨大，全国统一标准很难现实；各地市统筹区分别制定标准又会加剧碎片化，异地就医等问题也无法解决。因此必须坚持全省统一支付标准，同时又不触动原来的医保目录和报销政策。在各地区、各基金差异较大的情况下，选取合适的报销比例是调整的关键。

（二）影响支付标准实施的相关利益方分析

1. 医保机构

在我国，医保机构主要负责制定医保目录，并将具体药品报销比例的确定权赋予各个统筹地区。医保机构是药品最主要的买方，而支付标准实质上是医保机构与医院的结算标准，所以医保机构应对药品支付标准的形成发挥主导作用；药品集中招标采购平台则应为医保支付标准提供真实的药品交易信息；而物价部门应定位于价格监测。三者需要建立畅通的沟通协商和信息共享机制，才能保障支付标准的顺利实施。

2. 医疗机构

我国药品零售的主要市场在医疗机构，医疗机构有很大的药品市场支配力。此外，药品收入占医疗机构总收入的40%以上，这种医药合业的管理模式很难打破医疗机构追逐药品销售利润的格局：医疗机构拥有大量制药企业的销售垄断权和患者的处方权，其同时处于买方和卖方市场。医疗机构双向垄断的特殊性影响了新的支付标准的实施。[①]

因此医保支付标准的成败在于对医疗机构的激励和约束机制是否到位，应鼓励医院通过多种形式组成采购共同体与企业议价，使实际采购价和支付标准的价差公开化，实行低价奖励、高价主要由医疗机构内部消化的机制，充分激发医疗机构议价的动力。

3. 制药企业

从整体上来看，国内制药企业仍处于粗放型发展阶段，行业集中程度低，难以发挥行业的规模效应和潜在生产力，这种局面对我国制药企业的长期发展不利。新的医保支付标准的推行将淘汰一批没有竞争力的药品和企业，但要兼顾企业的利益，不能唯低价，特别要为创新性企业的发展留出合理的利润空间。

4. 患者

在理想状态下，患者患病后应选择成本最低、治疗效果最好的方式，但药品的特殊性导致医患之间的信息严重不对称，患者对药品的需求处于一种被动选择的状态，无法通过自身的判断来权衡药品需求和疗效。医保机构作为患者的代理人，应通过医保支付标准着力改善医院的用药结构，让药品价格回归价值，减少医保和患者的实际支出，实现医疗资源的节约和效用最大化。

（三）招标采购制度与支付标准衔接问题

药品招标采购制度的实施，有力地促进了制药企业之间的竞争，切断了医药之间的利益链条，对降低药品价格的整体水平起到了重要的作用。但是招标采购制度在实际操作中仍然存在很多问题，与新的医保支付标准有机融合仍然需要在许多方面精心设计。从管理体制上来看，由

---

① 厉李：《我国药品费用的影响因素与控制机制研究》，博士学位论文，沈阳药科大学，2009。

于招标采购价和医保支付标准分别由不同的部门来管理，在政府药品价格管理方面形成了并行的两套政府管理系统：医保部门制定支付标准，卫生行政主管部门招标采购并以此为基础管制公立医院采购价格。这种二元药价管理格局不仅给市场提供了混乱的价格信号，也给企业提供了混乱的政策信号，不利于企业做出合理的市场预期和投资决策，阻碍了医药产业的健康发展。

最高零售价限价取消后，药品实际交易价格由市场竞争形成，然而医疗市场的自发调节也会出现市场失灵，政府作用必不可少。药品集中招标采购和医保控费是政府影响医价的两个重要途径，同时作为政府认可的价格，招标价和医保支付标准不能有冲突。招标价目前是按商品名制定，一个品规一个价格，医保支付标准则按通用名制定，不会与招标价直接产生冲突。而如果支付标准按照商品名制定，初始医保支付标准需要省级招标采购平台监控药品交易的真实量价信息，并以此为基础制定药品下一轮招标采购价格。

四 我国实施医保药品支付标准的政策建议

目前绝大多数商品的价格由市场形成，只有少数特殊商品，如药品长期以来仍然实行政府管制，事实证明，完全依赖政府力量并不能有效控制医药费用的上涨。药品首先是一种商品，随着中国市场经济的不断完善，市场机制在医药市场中应该发挥越来越重要的作用。支付标准的形成就是通过利益调节激励相关主体理性参与的过程，尤其是作为采购主体的医院和实际埋单的医保部门应改变过去被动接受价格的局面，通过利益相关者的共同参与形成合理的药品支付标准。

（一）目标

1. 药品价格回归理性

医保支付标准是利用市场发现药品的真实价值，使药品价格回归价值。药品作为特殊商品，定价权应归还企业，而医保支付标准要改变过去招采不一的情况，给企业定价提供正确的价格信号，引导企业科学定价，在保证质量的前提下利用价格杠杆合理竞争，最终实现患者福利的最大化和防止基金出险。

2. 医疗机构合理用药

应通过医保支付标准政策调动医疗机构主动降低药品价格的积极性，改善医疗机构的用药行为，促进医疗机构在保证医疗质量的前提下使用价格合理的药品；同时尊重患者的选择权，做到患者总体用药负担下降与承担合理溢价相平衡。改革要尊重市场价值规律，力求公正公平，这也是新的医保标准政策评价的落脚点。

（二）实施策略

1. 建立多部门协调沟通的联动机制

支付标准作为政府通过价格杠杆对药品市场进行调节的一种方式，应该由多部门共同制定。由于支付标准在调查药品实际市场交易价格基础上，需要综合考虑医保基金和患者承受能力等因素，医保部门当仁不让应居于主导地位，同时负责协调沟通其他部门。卫生行政部门通过长期招标采购，掌握了较为完备的药品市场信息，对药品市场价格有比较清晰的了解，因此，卫生行政部门和招标平台可以为医保部门提供信息参考。此外，新农合的业务经办还在卫生系统，因此支付标准的制定也需要同卫生行政部门通力合作。价格主管部门则要通过制定药品价格行为规则，指导生产经营者遵循公平、合法和诚实信用的原则，合理制定价格，规范药品市场价格行为，保护患者合法权益。此外，还应健全药品价格监测体系，探索建立跨部门的统一信息平台，以便能够掌握真实交易价格数据。[①]

因此，本文建议建立医保部门与卫生行政主管部门、物价部门之间的联动机制，在支付标准制定过程中，以医保部门为主，会同物价部门和卫生行政部门，听取多方意见，在综合考量各部门意见建议的基础上制定合理的支付标准。此外，各个部门之间在充分协调沟通的过程中需要建立明确的责任分担机制，做到权责统一。

2. 以按商品名制定支付标准起步

目前我国药品质量参差不齐，缺乏科学的评价标准，在此背景下按商品名制定支付标准相对容易操作。各省根据药品的实际交易价格、数量等信息制定支付标准，各统筹区根据各自的基金运营情况，确定医保

---

① 王东进：《理性应对药品价格改革 科学制定医保支付标准》，《中国医疗保险》2015 年第 7 期。

药品的支付比例。

（1）省级支付标准的制定

新一轮药品集中采购后，历史中标药品按原医保支付标准进入平台采购，新进药品按照分类采购方式形成初始医保药品支付标准进入平台采购。

①对临床用量大、竞争充分的药品以省级集中采购平台上的全国最低实际交易价格为初始医保支付标准。

②对部分专利药品、独家品种由省卫生计生委会同省级有关部门通过谈判形成的价格作为初始医保支付标准。

③对短缺药品、定点生产药品、妇儿专科非专利药品、急（抢）救药品等，各地市组织医疗机构与药品企业展开网上议价，议价结果作为初始医保支付标准。

（2）各统筹区支付政策的调整

总体思路是：对于医保目录中的药品，在全省统一制定的支付标准基础上，各地区根据自身基金的承受能力、患者的负担水平等因素设置适宜的报销比例。

①严格按照省级标准进行调整。地方在具体调整过程中必须严格遵照省级支付标准，不打破现有的医保政策，保持政策的统一性，避免产生新的矛盾和问题。

②确保患者福利最大化。在具体调整过程中，各地区要结合当地基金的实际情况，在确保基金收支平衡的基础上，以患者的实际药品自负费用不增加为前提，确保社会医疗福利最大化。

③允许报销比例上的差异性。在调整过程中，原则上要逐步缩小各统筹地区之间和各个基金之间报销比例的差距，但是现实状况决定了各个地区及基金之间存在差异，因此在力争一致的基础上应允许存在一定的差异。

3. 以按通用名制定支付标准为方向

各省医保目录有 2000 多种药品，若考虑到每种药还有多种剂型和规格且由多个厂家生产，省级医保支付标准实际上就有几万个，尽管按商品名容易操作，但工作量巨大，而且与招标采购制度相冲突，工作上有重叠。我国当前药品质量差距大，价格差距也很大，应该以按通用名形成支付标准为工作方向，引导企业定价向其靠拢。

各地药品招标时药品质量层次划分大相径庭，仿制药质量一致性评价工作也刚刚起步，统一质量层次难度很大。但是按通用名制定支付标准是大势所趋，国际经验也证明按通用名制定支付标准具有更好的控价和控费效果。

支付标准制定工作涉及的主体众多，社会高度关注，务必制定周密的规则和程序，积极稳妥地开展工作。根据实际情况，制定支付标准可以优先从部分用量大、对医保基金和参保人员负担影响较大的药品起步，建议参考一致性评价工作进度，从基本药物目录开始（约 500 个品种），选择竞争性充分的药品试点推开，逐步扩大范围。①

4. 全方位采集药品量价信息

应建立人力资源和社会保障、卫生计生、价格、商务、食药监等多部门共同参与的信息共享机制，共享支付标准，药品集中采购、药品价格监测以及大型药品交易平台、交易市场的药品价格等数据信息，在职责范围内做好价格信息真实性的保障工作。

在初始阶段，考虑到省级药品集中采购中心已经全面覆盖公立医院的药品采购信息，故全方位采集药品量价信息应该以该平台的数据为主。但是省级药采平台受限于公立医院，民营医院以及定点药店的量价信息并未纳入。此外，现有招标制度无法根除药品回扣问题，药采平台采集到的信息也不一定能代表"真实"价格。因此，经办机构应该通过规范与定点医疗机构和定点药店的服务协议，要求定点医疗机构和定点药店上报包括真实价格在内的采购信息，并规定违约处罚办法。最终，应综合多种信息采集方式，全方位捕捉药价信息，并实现与卫生、物价等部门的信息共享，为制定标准提供基础。

5. 通过利益调节激励相关主体理性参与

任何一项政策的制定都涉及一些部门、集体或个人的利益问题，药品支付标准的制定，同样也会对各方的利益造成影响。制药企业作为药品提供者，在弥补研发、生产和销售成本的基础上获得一定的利润，是保证药品质量、保持研发动力、维持企业健康发展的重要保障；患者作为药品的使用者，在疾病得到很好治疗的前提下花费最少的费用是其主要目标；医疗机构作为医疗服务的提供者，有权决定处方及处方量，治

---

① 陈玲、郝晓声：《医保药品支付价格政策研究》，《价格理论与实践》2014 年第 2 期。

疗效果也与其服务有较大的关系；医保机构作为第三方支付者，是保证整个医保制度可持续发展的关键。因此，制定医保药品支付标准时应充分考虑各方主体的利益，尽量实现各方利益平衡的最优局面。[1]

6. 总量控制，动态调整

医保药品支付标准不能突破基金总量，标准应随着基金承受能力、药品市场价格、药品品种及创新程度的变化进行定期调整。每两年应进行一次全面的支付标准的动态调整，使之与实际情况相适应。

五 结语

党的十八届三中全会以来，按照使市场在资源配置中起决定性作用和更好发挥政府作用的要求，逐步建立以市场为主导的药品价格形成机制成为全社会的共识。2015年6月1日，政府定价取消后，药品价格最终如何通过市场机制来解决应该允许多方面的尝试。如上海市从2015年开始，一方面推进政府主导的带量采购，另一方面探索市场机制的GPO（group purchasing organization）模式，即由中介公司接受所有医院的委托与企业进行议价，由于跟自身利益相关，因此效率会提高。GPO模式除通过合并订单形成了团购规模获得低价格之外，还能协调药品供应企业和医院，进行供应链的改造。

但市场化的路径不会只有一种。从政策现实来看，药品集中采购从过去15年到未来一段时间都将对药品价格产生重要影响，以集中采购为基础推行医保支付标准是一条更为实际的选择。笔者预测未来的发展趋势是：根据药品集中采购的实际购销价经过科学计算得到医保支付标准，而医保支付标准动态调整逐步趋于合理后，需进一步去除集中采购的行政色彩，建立类似于重庆药交所那样完全市场化的药品交易平台，在合理的医保支付标准的规则引导下，构建良性的药品市场环境，保障患者福利的最大化。

---

[1] 卢凤霞：《准确把握市场与政府关系 探索推进药品支付价格改革》，《价格理论与实践》2014第7期。

中国卫生管理研究

2016 年第 1 期　总第 1 期

第 159～174 页

实施科学：一门值得卫生管理研究者
高度关注的新兴学科

戴晓晨　陈滢滢　黄奕祥*

摘　要： 卫生及其相关领域的科学工作者时刻都在生产新的研究成果，但大量成果并没有用于实践，即使用于实践也未能产生预期效果。由此，一门新兴学科"实施科学"应运而生，它致力于缩小研究与实践之间存在的巨大差距。本文着重介绍实施科学，特别是实施科学研究中最常用的八种研究方法：监控、影响力评估、经济学评价、质量改进、运筹学、传播学、利益相关者和政策分析及社会营销。

关键词： 实施科学　卫生政策　方法学

一　实施科学的产生背景

20 世纪以来，伴随经济快速发展和社会进步，科学研究受到空前重视，新的医学研究成果不断产生，为临床医生提高诊疗效果提供了可能。然而，这些新的研究成果不仅没有直接改善人群整体健康水平，也未在医务人员的诊疗活动之中得到广泛应用。其实，任何专业领域或国家，

---

*　戴晓晨，美国华盛顿大学公共卫生学院博士研究生，研究方向：全球卫生中的实施科学研究；陈滢滢，中山大学公共卫生学院硕士研究生；通信作者：黄奕祥，中山大学公共卫生学院、中山大学全球卫生研究中心双聘副教授，电子邮箱：huangyx@ mail. sysu. edu. cn。

都既存在研究成果推广的障碍，也曾出现新成果导致医疗卫生服务不合理利用的现象。

以艾滋病的出现与防治为例，1981 年 6 月 5 日，美国疾病预防控制中心在《发病率与死亡率周刊》上登载了 5 例艾滋病病人的病例报告，这是世界上第一次有关艾滋病的正式记载。1982 年，这种疾病被命名为"艾滋病"。不久以后，艾滋病迅速蔓延到各大洲。与此同时，一场对抗艾滋病的世纪大战也拉开了帷幕。如今 30 多年过去了，虽然人类在抗击艾滋病"战役"中取得了一些胜利，但它仍然是不治之症。如何有效预防、治疗艾滋病，延长患者寿命仍是人类面临的极为重要的课题。纵观人类"抗艾"史，抗逆转录病毒疗法（antiretroviral therapy，ART）的发明和推广无疑是目前人类在对抗艾滋病战役中取得的最大胜利。ART 的使用不仅能够有效地抑制艾滋病患者病情的发展，而且能极大地降低艾滋病在人群中的传播。事实上早在 1987 年，也就是发现艾滋病之后的第六年，研究人员就发现了 ART 的疗效显著。到 1996 年，随着更为成熟的高效抗逆转录病毒疗法（HAART）的问世，人们已经能够有效地控制艾滋病的病程。然而 HAART 疗法所需成本极高，除了少数发达国家的患者，大部分艾滋病患者并不能获益。直到 2007 年，经过各方努力，这一情况才有较明显的改进。可惜时至今日，中低收入国家艾滋病人群中 ART 的使用率也还不到 40%，① 全球上千万艾滋病患者仍不能获得有效治疗。20 年前发明的药物至今不能充分用于需要救治的病人，可见从研究成果到实际应用之间（bench-to-bedsides）存在巨大的鸿沟（gap）。

许多经过循证实践并证明有效的疾病预防或治疗措施，在发展中国家实施干预后并没有产生理想的效果。例如，许多高质量研究都表明正确使用浸药蚊帐（insecticide-treated nets，ITNs）可以预防疟疾。然而调查显示，2002 年 28 个撒哈拉沙漠以南的国家中，只有不到 10% 的儿童在浸药蚊帐中睡觉。② 如此巨大的鸿沟到底缘何产生？又如何来弥合呢？有些时候我们虽然已经具有预防或治疗疾病的有效技术，但缺乏将这些有效技术进行推广并使之真正帮助需要这些技术的卫生服务人员或病人的

---

① UNAIDS, accessed Mar 8, 2016, http://www.unaids.org.

② Olusola B. Oresanya, Moshe Hoshen, and Olayemi T. Sofola, "Utilization of Insecticide-treated Nets by Under-five Children in Nigeria: Assessing progress towards the Abuja targets," *Malaria Journal*, 7 (2008): 145.

方法。那么，如何能够将循证有效的干预措施或治疗方法快速地推广到目标人群呢？这正是实施科学（implementation science）产生的原因，也是其研究和希望解决的核心问题。

二 实施科学的概念

Martin P. Eccles 和 Brian S. Mittman 认为，实施科学是指关注促进研究成果和循证实践系统推广的方法，以提高卫生服务的质量和有效性为目标。这是目前学术界引用最多的关于实施科学的定义。实施科学的研究范围还包括推广措施对卫生专业人员和组织机构行为的影响。一般的应用性研究（applied research）或运筹学研究（operational research）关注发现和解决影响特定项目效果的障碍，而实施研究（implementation research）则产生通用知识（generalizable knowledge），这些通用知识能够在不同的环境和背景下用来解决核心问题。例如，为何项目的效果会逐渐流失？为何已被证实有效的项目在一个新的环境下会产生意想不到的效果？如何有效地整合多种不同的干预措施，既能保证成本效益，又可以阻止卫生体系被分割成以疾病为导向的各种综合项目？等等。回答这些问题需要对影响项目实施的生物、社会、环境等因素进行分析，开发并测试跨部门的干预措施，指出改进已被证实有效的干预措施的办法，进而使干预措施在实际应用中能够实现可持续健康促进的作用。①

三 实施科学的研究方法

实施科学关注如何将一个有效的干预措施推广到需要它的人群，这是一个解决实际问题的过程。不管是哪个领域的专业知识和技术，只要能够有助于干预措施的推广，都可以将其纳入实施科学的范畴中。这种问题导向式的解决思路决定了实施科学具有多学科融合的特征。虽然实施科学的方法学至今尚无明确范畴，但理解其方法仍是掌握和运用它的前提。随着解决问题复杂程度的增加，新的方法还会不断地被涵盖进来。截至目前，实施科学的方法大概包括监控（surveillance）、影响力评估

---

① Martin P. Eccles and Brian S. Mittman, "Welcome to Implementation Science," *Implementation Science*, 1 (2006): 1.

（impact evaluation）、经济学评价（economic evaluation）、卫生体系研究（health system research）、运筹学研究（operations research）、质量改进（quality improvement）、卫生系统工程（health system engineering）、传播研究（dissemination research）、利益相关者和政策分析（stakeholder and policy analysis）、社会营销（social marketing）等。下面我们具体分析其中八种方法和它们在实施科学中的应用。

1. 监控（surveillance）

找到问题的根源是解决问题的前提。监控就是帮助发现问题的一种有效方法。美国疾病预防控制中心定义的公共卫生监控（public health surveillance）是：持续而系统地对卫生相关事件的数据进行收集、分析、解读和传播。公共卫生监控的目的是掌握卫生相关事件发生和发展的实时状况，以便及时采取相应的公共卫生措施，减少人群发病和死亡，进而促进健康。监控大致有八项公共卫生功能，分别为爆发检测、辅助病例检测和公共卫生干预、评估疾病或伤害的影响、描述疾病或伤害的自然史、确定疾病的分布和传播、提出假设并开展激励研究、评价预防控制措施以及帮助制订计划。①

一个好的监控体系通常具有以下几个特点。

①简单（simplicity）：监控体系结构简单，易于操作。

②灵活（flexibility）：监控体系可适应多变的信息需求，体系运行不需要大量时间、人力和金钱。

③高数据质量（data quality）：监控体系内的数据完整而有效。

④可接受性强（acceptability）：群体和机构愿意参与到监控体系中来。

⑤敏感（sensitivity）：监控体系可以检测到大部分的实际病例。

高阳性预测值（positive predictive value）：通过监控体系检测的病例是实际的病例。

⑥具有代表性（representativeness）：被监控体系检测到的病例能够代表所有实际病例。

⑦及时性（timeliness）：监控体系能够及时接收、处理和散播信息。

⑧稳定性（Stability）：监控体系的可靠性不随外界因素而发生重大

---

① US CDC, "Updated Guidelines for Evaluating Public Health Surveillance Systems", *MMWR*, 50（RR13）（2001）；1 – 35.

改变。

一般来说，公共卫生系统有六种检测体系，与之相对应的监控体系各有特点，不同项目需要，会用到不同检测体系中的数据。

①普查（census）：是为某种特定目而专门组织的一次性全面调查。一般每10年进行一次，多由官方组织实施。普查数据具有最好的代表性，特别是对于计算各种疾病的发病率提供了高质量的"分母"数据，但因为是全面调查，普查成本极高，实施难度巨大。

②公民登记（civil registration）：记录人群重要事件的发生和特征，例如出生、死亡、生产、婚姻状况等。公民登记是监测的重要数据来源，其优点是数据易于获取，质量可靠；缺点则是数据代表性相对较差，特别是在一些中低收入国家，一些生活在底层的公民并没有进行公民登记。

③疾病登记（registry）：记录特定疾病的相关信息，比如癌症登记（cancer registry）就只记录癌症病例的信息。疾病登记是研究特定疾病，尤其是罕见病的重要数据来源。和公民登记数据相似，疾病登记数据更易于获取，但数据代表性一般。特别值得注意的是，在被动监控体系下，疾病登记往往仅能涵盖出现症状的病例，处在潜伏期的病例会被忽略。因此，对潜伏期长的疾病，如艾滋病等，疾病登记数据的代表性就会大受质疑。

④行政记录（administrative record）：主要指卫生服务记录，比如医院病例档案、住院记录、药物处方记录等。行政数据量虽然较大，但数据代表性较差。此外，由于行政数据含有大量病人敏感信息，为保护病人隐私，使用行政记录限制较多，获取数据的途径复杂。

⑤家庭调查（household survey）：是最常见的数据收集方式。家庭调查可以根据具体项目需求收集相应的数据，因此收集到的数据针对性强，是项目评估中最有价值的数据类型。如果采取随机抽样，家庭调查数据将具有较好的代表性。其缺点主要是收集数据费时、费钱、费力。

⑥国家卫生账户（national health account）：主要是记录卫生系统的资金运动过程。可以用来监控公共部门和私营部门卫生消费的走势。[1]

监控体系还可以分为主动监控和被动监控。主动监控就是主动去寻找病例。这种监控方式的好处是可以更全面地掌控疾病传播的趋势，特

---

[1]　David Fleming，"Surveillance to Measure Impact and Inform Strategies：Implementation Science in Health"，2015 Lecture Notes.

别是对潜伏期较长的疾病。主动监控在消灭疾病的过程中起着至关重要的作用，在 20 世纪 70 年代的天花灭绝和当前仍在进行的小儿麻痹症灭绝行动中，主动监控都是关键的组成部分。主动监控的缺点是成本高、难度大。被动监控是指由患者自己报告病情，或在医院就医过程中被检测出患病。这种监控方式成本较低，却会漏掉没有症状的患者。

需要注意的是，监控体系只能测量健康结局（health outcome），并不能直接评估项目影响（program impact）。此外，监控数据的质量会严重影响监控的有效性。在中低收入国家中，监控数据通常存在质量缺陷。一些非洲国家的卫生数据多由人工记录汇总，数据质量参差不齐，在使用时要格外小心。

2. 影响力评估（impact evaluation）

实施科学关注如何将有效的干预措施推广到目标人群。其根本出发点是更好地应用已被证实有效的干预措施，以提高人群的整体健康水平。那么，如何知道卫生项目是否或多大程度上提高了人群的整体健康水平呢？影响力评估是帮助我们解决这个关键问题的主要手段之一。

墨西哥前卫生部长 Jueio Frenk 曾说："两个角度的卫生政策评估至关重要，一是从政治角度评估是否已对卫生体系的资助者负责，二是从伦理角度评估可用资源是否已经得到最有效的利用。"

目前，全球每年用在促进健康、社会福利、教育、公平性改善等公共项目上的经费高达数千亿美元。然而，我们对这些改善民生项目的效果及影响效果的因素却知之甚少，相关内容也常常没有用到项目改进的决策上，其原因就是缺乏严格的评估体系。这一现象被称为评估缺口（evaluation gap）。在项目推广过程中，评估缺口主要表现在四个方面：①规模大的项目很少被系统地评估；②缺少关于成功案例的翔实记录，难以区分事实和故事；③缺少将投入与影响最终结果联系起来的严格评估；④未经过严格评估，政策制定者经常基于小规模项目产生的少量信息再加上一些专家意见、政治影响等进行决策。为了找到提高卫生系统绩效的新方法，我们需要评估现有项目和干预措施，并使用创新的模式来更加有效地提供卫生保健服务。①

评估可以分为过程评估（process evaluation）和影响力评估（impact

---

① Andrew D. Oxman, et al., "A Framework for Mandatory Impact Evaluation to Ensurewell Informed Public Policy Decisions," *Lancet*, 375 (2010): 427 –431.

evaluation）两类。过程评估监测项目的推广，记录项目的实施过程，并检验项目是否达成预期目标。过程评估也常被称为项目监测和评价（monitoring and evaluation，M&E），这种评估可以帮助回答传统的监测问题，如项目是否按照原来的设计实施，项目执行能否更加有效率，目标人群是否真正获得了项目福利，如何进行项目成本核算或如何确定计费标准，项目相关指标有没有朝着正确的方向发展，等等。然而，过程评估并不能将人群健康水平的改变归因到特定的干预措施。不同于过程评估，影响力评估的侧重点在于因果推论，即评估项目与目标人群健康水平之间到底有何种因果联系。影响力评估并非评估具体的药物或疫苗的功效（efficacy），而是评估向目标人群推广一个或多个卫生技术或服务项目的效果（effectiveness）。在进行影响力评估时，首先要定义一个结局变量，从政策角度来看，最关键的结局变量是干预措施对目标人群或可能作为目标干预人群产生的平均效果（average effectiveness）。在影响力评估中，最常见的结局变量则是一些能代表人群健康水平的指标，比如发病率（incidence）、死亡率（mortality）、5岁以下儿童死亡率（under 5 mortality）、孕产妇死亡率（maternal mortality）等。确定好结局变量后，下一步就是定义待评估的干预措施。一般来说，卫生服务干预包含一个服务包（packageof health services）和提供这些服务的模式（modelfor delivering）。影响力评估旨在进行因果推论，因此对于评估设计的要求相对较高。流行病学中的研究设计都可以应用到影响力评估之中，比如随机对照实验、队列研究、病例对照研究等。其中随机对照实验由于采取随机分组的方法，其所得到的结果最符合因果推论的要求。有时为了降低随机成本或提高评估效率，整群随机对照实验（cluster randomized control trial）和阶梯式楔形实验设计（stepped-wedge design）也是评估项目常用的设计方案。除了研究设计，一些分析方法也常常被用来提高研究中的因果推论能力。特别是在没有随机分组的评估设计中，为了减小混杂因素（confounder）对评估结果的影响，一些特殊的分析方法如倾向评分匹配（propensity score matching）、断点回归（regression discontinuity）、混合效应模型（mixed effect model）等，常被用来提高评估结果的可靠性。

3. 经济学评价（economic evaluation）

一个干预措施虽然有效，但如果成本过高就不算是一个好的干预措施，因为对于资源有限的国家或地区来说，其无法进行大规模且可持续的推广。可见，干预措施的实施成本是其能否被广泛推广的重要影响因素。经济学评价是对比分析不同干预措施成本和效果的分析方法，其目的是帮助政策制定者在决策时提供可靠的成本信息。

当今世界，可用的技术确实很多，可是一些技术所需要的花费远不是一些国家或地区可以承担的。面对稀缺的资源，决策者必须做出选择，而基于稀缺资源的决策也意味着牺牲了其他项目的实施机会，这就是所谓机会成本（opportunity cost）。机会成本是经济学上的一个重要概念，是指决策过程中面临多种选择时，放弃带来最大收益的"价值"。为了帮助决策者做出最正确的决定，就要分析各种决策的收益和支出状况，替决策者搞清楚选择不同决策所要付出的机会成本。如果不能够让每个人都从健康促进的技术中获益，决策者该如何做出抉择呢？这正是经济学评价所要回答的问题。

经济学评价通常包含成本最小化分析（cost-minimization analysis，CMA）、成本效果分析（cost-effectiveness analysis，CEA）、成本效用分析（cost-utility analysis，CUA）和成本效益分析（cost-benefit analysis，CBA）。

当然，卫生政策制定还会受到其他一些因素的影响，如政策惯性、维持过去投资的费用、捐赠者和重要机构（WHO，WB），以及政治或已经形成共识的健康优先级设置（priority setting）等的影响。优先级设置常常需要经济学评估结果作为依据。目前经济效益指标是许多国家选择公共卫生干预措施的重要指标。全球主要的优先级设置项目有疾病控制优先项目（DCP）和世卫组织的选择项目（WHO choice）。其中 DCP 项目已经进行到第 3 轮（DCP3），并已建立起疾病控制优先网络（disease control priorities network），这一网络为许多国家制定卫生政策提供了重要的证据支持。[1]

4. 运筹学（operations research）

运筹学作为工业和系统工程学科（industrial and system engineering）的一个分支，主要研究系统运行的效率并帮助设计，使系统效率提升，以期最有效地利用稀缺资源。运筹学起源于工业生产，它帮助制造企业改善生产线流程，从而达到系统最优化。实施科学的产生与运筹学的发展密切相关，在"实施科学"这个名称还未被正式提出之前，运筹学在

---

[1] Jamison D. T., and Breman J. G., et al., "Investing in Health", World Bank, 2006.

很大程度上代表着"实施科学"，可以将运筹学看作实施科学的前身。两者的目的都是提高项目效率，使资源投入的产出最大。只是相较于运筹学，实施科学的范畴更加广泛。为了达到更有效推广干预项目的目的，实施科学融合了多种学科，应用多种方法，而运筹学则仍主要关注系统运行效率。在卫生领域，运筹学主要研究如何提高卫生系统的运行效率和卫生服务的提供效率。这里提到的卫生系统既可以小到一家医院中诊治病人的流程，也可以大到一个国家的整个卫生服务体系，如如何优化就诊流程减少患者在医院内的等待时间，如何通过改善急救车的调配体系来提高救护车的使用效率并降低空车率，等等。在卫生系统层面，运筹学可以帮助设计体系结构、改善政策实施流程、提高资源有效利用率，从而帮助卫生系统提升整体效率。另外，运筹学还可以帮助组织（如政府、公司、NGO 等）或个人进行决策（decision making）。对个人而言，运筹学可以帮助其选择最优治疗方案等。

5. 质量改进（quality improvement）

质量改进既是一种针对绩效（performance）的分析方法，也是系统性提高绩效的努力手段。质量改进有许多种模型，常用的有 FADE、PD-SA、六西格玛模型（six sigma）、持续质量改进模型（CQI）和全面质量管理（TQM）等。尽管形式不同，但这些模型的目的都是"改善"绩效。在医疗卫生领域，质量改进旨在减少医疗差错（medical errors），降低不必要的发病和死亡。一个容易与质量改进相混淆的概念是质量保证（quality assurance）。质量保证是指在问题出现后，确定犯错误的人并对其进行惩罚，以保证质量的一种机制。质量保证具有反应性、回顾性、政策性和惩罚性，概念已较为陈旧，如今并不常用。质量改进的目的重在"改进"，以评估、测量现状，并提出将事情做得更好的方法。质量改进可以前瞻，也可以回顾。不同于质量保证，质量改进尽量避免惩罚出错人，并着重创建机制来预防错误的发生。质量改进尝试寻找系统中的真正问题所在并提出新的解决方案，过程有趣且非常有挑战性。因此，质量改进经常需要独具匠心的破格思维。

质量改进中对于质量的定义会根据利益相关者的不同而有所差异。制造业中质量的定义通常指产品质量。质量水平可以用产品的次品率进行评估。服务业中客户满意度通常被作为服务（产品）质量的主要指标。在医疗服务领域，质量的定义十分复杂，仍存在很大争议。因为从不同利益相关者的角度出发，高质量的医疗服务可以有不同的内涵。对于医疗服务提供者而言，例如医生或护士，倾向于从技术的角度评价医疗服务质量，即准确的诊断、合适的治疗、满意的健康结局等。对于需求方来说，病人认为优质的医疗服务是医生的同情心和良好的沟通能力。然而对于支付方（payer），好的医疗服务则是指高成本效果比（cost – effectiveness ratio）。因此，不同的利益相关者之间可能存在巨大的冲突：医生希望使用最新、最有效的技术来提供最优的服务；而支付者则希望医生能控制成本，提供循证有效的治疗方案，以尽量减少患者就诊和检查次数。一般来说，在医疗服务领域，除病人满意度指标之外，还可以通过询问医疗服务提供者是否按照指南诊治特定的疾病，是否翔实记录提供医疗服务时所犯的"错误"与"准错误"等，来评价医疗质量。当然，这些自我陈述式的测量方法存在诸多问题，借助一些更为客观的量表可以帮助降低自陈偏倚。

质量测量指标有三种类型：结构指标（structure）、过程指标（process）和结局指标（outcome）。它们分别代表设备和设施等物化指标、系统运行指标以及最终产品等结果指标。其中，结构指标和过程指标较容易测量，然而结果指标更为重要。有些情况下，观察结局指标所需时间较长。例如，一个心脏病干预措施的结局指标是心脏病的相关死亡率，想要观察到这个结局指标往往需要数年甚至数十年，此时可以使用一些替代性指标（proxy），如高血压的发病率等。

质量改进的两个常用模型是 FADE 和 PDSA 模型。FADE 模型的四个基本流程分别是聚焦（focus）、分析（analyze）、发展（develop）和执行及评估（execute & evaluate）。"聚焦"是指定义和确定待改进过程；"分析"是指收集、分析数据并建立基线、识别问题成因，进而指出可能的解决方案；"发展"则基于数据建立质量改进的行动计划，包括实施、沟通、测量和监控；"执行及评估"指实施行动计划，并进行持续的质量测量和监控，来确保行动计划成功实施。一个 FADE 循环结束以后便进入下一个循环，质量改进是连续的过程。PDSA 模型的步骤包括计划（plan）、实施（do）、学习（study）和行动（act）。PDSA 模型中，首先是"计划"开展一个变化，然后"实施"计划，接着通过观察结果进行"学习"，最后根据学习到的经验进行改善。与 FADE 类似，PDSA 模型也是一个循环模式，一步一步进行质量改进。

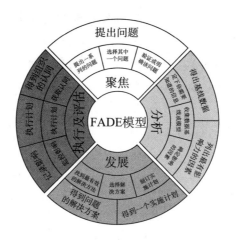

图 1　FADE 模型

6. 传播学（dissemination research）

传播是指有目的地向特定公共卫生或临床目标服务人群散播信息或干预材料。在卫生领域，传播重点是健康知识、信息或与健康相关的循证干预措施。传播学在卫生领域着重于系统地研究如何成功地实现健康传播，使有效的循证干预措施更广泛地被接受和采纳，最大范围内增加循证干预项目的影响力。传播学研究的主题有：分析影响健康知识产生、包装、传播和接受的相关因素；运用实验方法研究不同知识获取渠道在卫生决策或项目实施中对于知识利用的影响；研究偏远地区少数人群卫生服务递送体系的针对性策略。因为知识传播是实现有效干预推广的重要步骤，所以传播学在实施科学中具有举足轻重的作用。

公共卫生领域早期有 Greenhalgh 和 Wandersman 两个传播学概念框架（conceptual framework）。Greenhalgh 概念框架关注在大型卫生机构中进行体系层面（system-level）干预措施的传播和推广。Wandersman 的交互系统框架（interactive systems framework，ISF）则关注健康促进的干预项目在大型或小型卫生机构内部的传播和实施。ISF 框架特别强调关键参与人在传播过程中所扮演的角色。综合实施研究框架（consolidated framework for implementation research，CFIR）是最新提出的概念，它有机地融合了包括 greenhalgh 框架在内的几个框架。另外，RE‐AIM（reach，ffficacy，adoption，implementation，and maitenance）框架也在传播实践中被广泛用作判断循证干预措施有效性的依据和原则。

上述传播学中应用的概念框架虽然十分重要，比如可以为未来研究提出假说，但这些框架并不能用来开发和检验传播方法。为此，美国华盛顿大学健康促进研究中心（HPRC）开发了一个更为实用的传播框架。该框架的模式如图 2 所示。HPRC 框架承认有效循证干预措施的推广具有主动和被动两种路径，即使这些措施没有被人们刻意地进行推广，也能自行"扩散"（diffusion）到用户机构中去。当然，框架在"传播方法"（dissemination approach）中也表明，仅靠干预措施的自行"扩散"远远不够，还需要通过具体的努力来加快干预措施的传播与应用。HPRC 框架中有三个主要参与者：研究者、传播机构和用户机构。研究者创造新知识，帮助有效干预的传播。传播机构应用研究者创造的知识来主导传播。用户机构将有效干预措施落实到位。其中传播机构可以是"营销"循证干预措施的非政府组织（如通过授权许可），也可以是资助用户机构将干

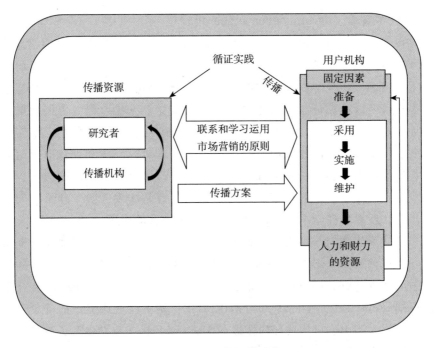

图 2　HPRC 框架模式①

---

① Jeffrey R. Harris, et al. , "A Framework for Disseminating Evidence – Based Health Promotion Practices", CDC – Preventing Chronic Disease：Volume 9, 2012：11_0081.

预措施落地的基金或者政府机构。研究者和传播机构之间是互惠合作关系，合作关系由其中任何一方发起都可以。当研究者和传播者同时接触一个用户机构，并且分享彼此的信息和资源时，传播效率最高。按照HPRC 传播框架，在用户机构中成功推广一个干预包括几个级联式（cascade）步骤，如采纳、实施和维护等。用户机构的人力和财力资源等固定因素，对干预组织内的传播具有重要影响。同时，传播者（研究者和传播机构）与用户机构之间存在双向关系，两者之间需要相互学习并充分沟通，用户可以从传播者那里了解有效干预的好处和具体实施方法，并获得其支持，而传播者则需要尽力研究用户需求以制订适合用户的传播方案。①

实施科学中的传播研究虽然是相对较新的方法，却是快速发展的领域。传播学方法和实施科学的其他方法会存在一些交叉，例如传播学和社会营销就有十分密切的关系。这里特别提醒：传播学是个活跃且能够产生大量创新的领域，值得关注。

7. 利益相关者和政策分析（stakeholder and policy analysis）

利益相关者和政策分析（SA）是通过考虑并整合与政策改革相关的个人、群体或组织的"利益"，制定合理的策略，从而促进体制和政策改革的方法。分析利益相关者的信息，如他们的立场、阻止或促成改革的能力等，可了解改革促进者是如何选择最恰当的方法成功地协调各方，以确保实施的政策在政治上现实可行且具有可持续性的。利益相关者和政策分析起源于商业科学，现已经逐渐演变成一个涵盖经济学、政治学、博弈论、决策论和环境科学等学科领域的常用研究方法。目前，SA 模型采用多种工具，包括运用定量和定性方法，来分析利益相关者的立场，以及各群体对特定改革的兴趣和影响。SA还分析政策改革中受到的来自政治和社会力量的影响力，包括同一政策的不同观点和利益相关者之间是否存在权力斗争，进而寻找与对立者进行谈判的策略。

在卫生领域，利益相关者大致分为八类，分别是国际机构（如 WB和 WHO 等）、国家或政治团体（如立法机构、地方政府等）、公共部门（如 FDA）、利益团体（如工会或卫生协会等）、商业或私有营利性机构、

---

① Jeffrey R. Harris, et al. , "A Framework for Disseminating Evidence – Based Health Promotion Practices", CDC – Preventing Chronic Disease：Volume 9, 2012：11_0081.

非营利性机构（如非政府组织或基金会等）、社会成员和服务消费者。在 SA 模型中，每个利益相关者都有个四个重要特点，即利益相关者在改革中的立场（stand）、其所拥有的权利（power）、其对某一特定改革的兴趣程度（interest）和其所属的集团或联盟（group/coalition）。每一个利益相关者的信息，都可以运用多种数据收集方法进行捕捉，如对利益相关者或向了解情况的相关专家进行访谈等，进而总结出利益相关者的特点及其促进（或阻碍）一项改革的能力。可见，改革倡议者需要考虑和深入理解一项改革对政治、经济和社会的影响，而 SA 可以帮助其实现。①

SA 作为实施科学的一种方法，与实施科学关系密切。了解利益相关者的观点、立场和他们阻止或促进政策实施、技术推广的能力，对于实施一项卫生政策或推广一种新的卫生技术至关重要。只有充分了解利益相关者的立场和能力，政策倡议者才能制定合理的策略来影响这些利益相关者。对于新政策或新技术的支持者，应采取积极联合的方式，加大他们在新政策或新技术推广过程中的参与程度，利用他们的资源和影响力加快干预措施推广进程；而对于新政策或新技术反对者，则应通过加强沟通，尝试改变他们的立场，如果很难改变他们的立场，则要趋利避害，尽量减少他们对推广过程的阻碍。

8. 社会营销（social marketing）

社会营销是指利用商业营销手段促进人群健康的一套解决方案。营销学的理论和有效的技术都可以应用到社会营销中，同样也可以应用到健康促进项目之中，比如产品（product）、价格（price）、渠道（place）和促销（promotion）的 4P 理论。疫苗接种、避孕套使用在很多国家都有运用营销学方法进行有效推广的经验。不同于经典营销学，社会营销关注的对象主要是人群而非个人，同时卫生服务提供者不仅应该在社会营销中担任重要角色，而且需要运用专业知识和适宜方法帮助增加社会营销的有效性。

目前，社会营销已经被广泛应用于卫生领域，以影响人群的健康行为。首先，社会营销者能够利用各种渠道进行健康信息的传播。除了大众传播媒体，卫生服务者也被作为重要的中介和传播者。随着互联网和智能手机的普及，健康信息的传播方式正在发生剧变，多渠道、多模式

---

① World Bank, "Stakeholder Analysis", accessed Feb 16, 2016, http://www1.worldbank.org/publicsector/anticorrupt/PoliticalEconomy/PDFVersion.pdf.

的传播变得更加可行。其次，除了传播渠道，营销者还需要考虑社会营销在健康领域的目标群体——是面向一般大众，还是集中在特定群体之中。目标人群一般基于社会人口特征、文化特征和行为特征选择，这些特征可能与期望的行为改变有关。比如美国国家癌症研究所提出的"每天五份果蔬"运动，就是特别针对美国的西班牙裔人，因为全国数据显示西班牙裔群体果蔬的摄入量相对较少，并且他们的一些文化不鼓励食用美国本地产品。最后，社会营销中行为、说服和曝光理论（behavioral, persuasion and exposure theories，BPET）是用来改变危害人群健康行为的理论工具。其中行为理论是通过观察学习行为模型，理解人的行为，来试图寻找改变人们不良行为的策略。说服理论强调营销者必须清楚，在人们对所传播的信息有好感的时候，才可能产生长期的行为改变。换言之，如何让健康信息"讨喜"是社会营销者通常关注的重点。曝光理论研究信息的曝光强度和长度对人群行为改变的影响，过低或过高的曝光都可能不利于信息接收。

　　社会营销的基本元素或阶段如图 3 所示，六个阶段是：应用行为理论，制订计划和策略；根据期望行为改变目标人群的知识水平，确定传

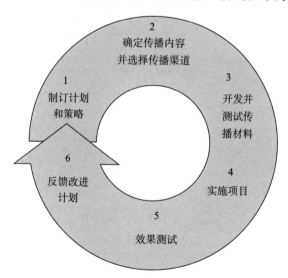

图 3　社会营销的基本元素和阶段

播内容并选择传播渠道；应用定性方法开发并测试传播材料；实施项目或"运动"；效果测试（信息曝光度、目标人群的知晓度、目标人群的反应和行为结果等）；为后续传播改善传播材料或方法。最后一个阶段和第一个阶段相互关联使整个过程形成一个封闭式循环。[1]

　　社会营销通过分析目标人群的特点，制定详细的营销策略，直接帮助干预措施的有效推广，这与实施科学本身的目的高度吻合。因此，社会营销也成为实施科学重要的方法之一。

---

① W. Douglas Evans, "How Social Marketing Works in Health Care", *BMJ.*, 332 (7551) (2006): 1207 - 1210.

中国卫生管理研究

2016 年第 1 期　总第 1 期

第 175~193 页

© SSAP, 2016

基于知识的中药产业协同创新管理体系研究[*]

张　静　叶六奇[**]

摘　要：针对中药产业发展现状及问题，建立起以中药业务知识为基础的知识网络、知识协同、知识重用和知识创新管理体系，可为中药产业协同创新提供全新的基于知识的运行模式，对于实现协同创新管理体系在中药产业业务运营中的价值功能、满足中药产业业务的各种知识需求、真正实现基于知识的协同创新管理体系在实际业务运行中的作用、推动中药产业发展都具有积极的意义。

关键词：中药产业　协同创新

一　引言

知识社会，信息和知识是最重要的资源，也是构成产业发展的核心竞争力之基础，直接决定着未来产业效益的持续增长潜力。同时，伴随

---

　* 本文为安徽高校人文社会科学研究重点项目"中医临床文化的构建及应用研究"（SK2016A053）与安徽中医药大学人文社科研究基金项目（2014rw008）的阶段性成果。

** 张静（1979~），安徽滁州人，安徽中医药大学医药经济管理学院讲师，河海大学商学院管理学博士，主要从事医药管理、技术经济及管理研究，电子邮箱：zhang79jing@126.com；叶六奇（1972~），安徽安庆人，安徽中医药大学医药经济管理学院副教授，主要从事医药管理研究，电子邮箱：yeliuqi@126.com。

社会的进步和技术的日新月异，管理中各个要素的联系更为紧密，也更为复杂，将各要素相互联系而构成一个整体进行体系化管理成为一种不可抗拒的潮流。

中药产业的发展取决于中药行业内各组织的业务经营和管理能力。面对快速变化的外部环境和日趋激烈的竞争态势，中药行业内各组织需要提升业务运行的质量，追寻业务流程的优化和创新，构建基于知识的协同创新管理体系，确立知识网络、知识协同、知识重用、知识创新体系的管理方法，满足中药产业发展对知识的学习、应用、创新需求，促进中药产业知识资产的创造、分享和应用，培育中药产业发展新的增长点，实现中药产业相关组织的业务增值、知识增值和绩效提升。

二 问题的提出

中药产业在发展过程中，缺少基于知识的协同，导致中药产业的运行效率不高，并难以有效解决较为严重的资源浪费现象，也造成整个行业的风险抵御能力较弱，管理及创新能力均有待进一步提升。

（一）知识未得到充分利用

中药产业分属不同类型的组织，有的是药企，有的是教育单位，有的是科研部门，这些组织在中药材领域拥有各自的知识优势，然而在实践中这些组织未能最大化自身的价值，虽然强调各参与方的协同工作，但并没有充分考虑将知识的利用作为协同的基点，导致各参与方所拥有的优势知识不断流失，同时有关中药产业研究所需要的新知识或知识创新又不能得到满足。

中药产业的发展迫切需要解决协同创新中的知识生成、利用和创造问题，解决协同创新过程中的知识瓶颈、知识流失问题，以促成不同类型的知识相互碰撞和摩擦，进而形成知识创新。

（二）协同创新机制未真正建立

现实中的协同创新并未建立起一种常态化的运行机制，缺少一整套的制度、流程、方式方法的指导和约束，缺少知识化的协同运行及创新管理体系，难以保证协同效率及创新效果的实现。

（三）知识流与业务流的融合问题

目前，中药产业各参与方的知识和业务是独立运营的，业务运行过程中的知识没有得到有效收集，而所掌握的知识又与业务相脱离，且在业务拓展和新业务诞生时因知识缺乏而丧失了很多新的发展机会。知识和业务存在"两张皮"的问题。中药产业的发展迫切需要对各参与方的知识流和业务流进行有效整合，如此在业务运营的过程中知识才能得到收集并形成经验，以全过程的知识流动来支撑业务的运行，并在与外界的不断协同中得到更新，满足业务创新的需求。

三　研究现状

（一）协同创新的研究现状

有关协同创新的研究多出现于企业管理领域，在研究内容上，从两要素协同创新，逐步演变为三要素和多要素协同创新。

两要素协同创新主要是技术与组织、战略、市场、营销之间的协同创新。王婷将协同创新看作一个系统的过程，既有技术创新，也有非技术创新，二者的变化特性同时存在。[①] 众多的实例表明，单独创新不可能取得成功，只拥有较强单项创新能力的企业不会拥有持久的竞争优势。唯有技术创新和非技术创新两种特性的协同才能使企业获得持续的竞争和发展能力。因此，企业要在竞争激烈的市场中得以生存发展，就需要同时对技术创新和非技术创新做出反应，并推动技术创新和非技术创新的协同。辛冲和冯英俊应用文献计量分析方法探讨了组织与技术之间的协同创新关系，采用数据包络分析模型对组织与技术二者协同创新的有效性进行评价，研究表明二次相对协同创新效度测评方法能够全面和客观地评价组织与技术二者协同创新的有效性。[②]

三要素协同创新侧重强调组织、战略、技术、市场、管理、制度、文化中三个要素的协同及其对企业创新绩效的影响，其进一步揭

---

① 王婷：《企业技术与营销的协同创新机制研究》，《市场周刊》（理论研究）2010 年第 6
　期，第 29～31 页。
② 辛冲、冯英俊：《企业组织与技术的协同创新研究》，《研究与发展管理》2011 年第 2
　期，第 37～43 页。

示了综合化、集成化和动态化的协同创新过程。如李响亮在提炼已有研究成果的基础上，重点研究了中小软件企业的组织、技术、市场三个要素的协同创新，分析了其影响因素及各因素间的相互作用机制。[①]刘国龙研究了产品、工艺和市场三者之间的协同创新问题，认为各个创新点的重要性及其所起到的作用在不同的产业成长阶段是不同的，而且三者之间相互影响和相互作用的能力及趋势也不同。首先是以产品创新为主导，之后伴随工业主导设计的出现，自然就是以工艺创新为主导，之后才是市场创新，三者之间既有水平协同，又有纵向的演进协同，在保持水平协同的同时，纵向上是以螺旋演进的方式推动产业走向高级化的。[②]陈元志分析了开放式创新等理论，在此基础上提出协同创新的内涵，并以宝钢为例，从组织、战略、知识三个要素探讨了宝钢协同创新的发展模式和技术创新能力的培育过程，提出了适合我国企业发展的技术创新模式。[③]

多要素协同创新是指对组织、战略、资源、市场、技术、产品、人力、制度、文化、管理、信息等多个要素的全面协同创新。如白俊红等认为战略、组织、制度、文化、技术五个序参量是企业组织内部影响协同创新发展的主要因素，伴随企业业务系统的演变过程，这五个序参量之间既有竞争，又有合作，但在某个特定时期内，对企业业务系统演化起主导作用的则是某一个序参量。[④]郑刚和朱凌从全面创新管理（TIM）理论出发，根据国内外系统科学理论、创新管理理论、复杂性理论的研究现状和对全面创新管理范式的需求分析，重点研究了协同创新过程中各创新要素如何建立全面协同机制的问题，指出创新要素全面协同是指组织、战略、市场、制度、文化、技术等全方位的协同，其拥有单个要素所无法实现的 $1 + 1 > 2$ 的协同效应，能够促进企业全面提高创新绩效。[⑤]

① 李响亮：《中小软件企业技术 - 组织 - 市场协同创新的影响因素实证研究》，《价值工程》2009 年第 11 期，第 36 ~ 38 页。
② 刘国龙：《协同创新促进产业成长机制研究——基于产品创新、工艺创新和市场创新三螺旋视角》，硕士学位论文，武汉理工大学经济学院，2009，第 1 ~ 54 页。
③ 陈元志：《宝钢的协同创新研究》，《科学学研究》2012 年第 2 期，第 194 ~ 200 页。
④ 白俊红、陈玉和、李婧：《企业内部创新协同及其影响要素研究》，《科学学研究》2008 年第 4 期，第 409 ~ 413 页。
⑤ 郑刚、朱凌：《全面协同创新：一个五阶段全面协同过程模型——基于海尔集团的案例研究》，《管理工程学报》2008 年第 2 期，第 24 ~ 30 页。

（二）中药产业的研究现状

中药产业的研究是中医药领域的核心内容。由于我国的中药产业总体上还处于量的增长时期，因而现有的研究多是对中药产业提升竞争能力和发展策略的研究，且地域色彩浓厚，多涉及一些中药材大省的中药产业问题。

谢峰和李军基于安徽省亳州市中药产业集群的研究背景，以 SaaS 模式为分析框架，针对亳州中药产业集群的信息化建设难题与困境，讨论了协同商务平台的建设内容和运作机制，为亳州中药产业集群的信息化发展、行业竞争能力的增强提供了重要的建设思路。[①]

刘建明认为，中药行业面临现代化、智能化发展的紧迫任务，因为伴随科技、经济和社会的发展，人类越来越重视天然药物，世界各国也都纷纷采用现代科技手段加大对天然药物的研究和开发，中药产业的国际市场竞争将会更为激烈。[②]

丁志山就福建省中药产业的发展现状及存在的问题进行了分析，并提出相应的政策措施，包括加强中药材资源的保护和利用，制定和实施与中药产业相关的技术政策，发展和壮大一批骨干龙头企业，促进中药产业的国家化发展，全面提升福建省中药产业的国际竞争力。[③]

李斌等就如何扬长避短、趋利避害和积极利用自身的产业优势，对甘肃民族地区的中药产业发展提出了建议。[④]

吴梅兴等依据价值链理论构建出相应的系统模型，分类梳理了不同阶段的产学研合作模式，归纳出广东省中药产业产学研合作创新模式的实践做法和经验。[⑤]

陈聪等利用区域经济学中的区位商理论，对我国中药产业的区域布

① 谢峰、李军：《SaaS 模式下产业集群协同商务平台的应用分析——以安徽省亳州市中药为例》，《首都医药》2012 年第 7 期，第 16 ~ 18 页。

② 刘建明：《创新——中药产业发展必由之路》，《中国民族民间医药》2012 年第 10 期，第 27 ~ 28 页。

③ 丁志山：《福建省中药产业竞争力研究》，《中医药管理杂志》2013 年第 2 期，第 109 ~ 111 页。

④ 李斌、赵婷婷、倪睿：《甘肃民族地区发展中药产业的思考》，《经济研究导刊》2011 年第 24 期，第 212 ~ 213 页。

⑤ 吴梅兴、董国俊、韩利文等：《广东省中药产业产学研创新模式研究》，《中国药业》2012 年第 8 期，第 17 ~ 19 页。

局及其发展演变做了分析，划分出不同地区中药产业的类型，探讨了不同地区中药产业的专业化优势及其竞争力形成的原因，为中药产业布局提供了较为完整的分析框架。①

（三）基于知识的管理体系研究现状

在管理领域，人们历来重视从体系的视角来审视管理，并建立起众多的国际标准，如质量管理体系（ISO9000 等）、环境管理体系（ISO14000）、文件管理体系（ISO15489）等。而伴随知识社会的到来，知识成为推动经济和社会发展的核心资源，知识对组织和社会的贡献日益凸显，基于知识的管理体系也因此备受研究者的注意，这方面的研究集中于知识管理的理论及实践上。

文献调查揭示，② 在组织类属上，企业知识管理体系的研究占据了主体，达 77% 的份额，这说明知识管理与知识经济及商业竞争环境的形成是一脉相承的。且知识管理体系的研究点集中于图书馆、学校、科研组织和公共部门等领域。

在研究的主题上，最主要的是讨论知识管理体系的构建，还停留在最为基础的阶段，并未深入体系的运行和体系化的管理层面。

之后讨论的重点是技术，这方面的文献主要是研究知识管理系统，但在内容上仍旧局限于知识管理技术、信息技术的应用层面，或囿于组织内部的知识获取、共享和利用，并没有将知识管理体系的时空向组织外进行拓展和延伸。文献调查结果显示，从文献数量上看，有关知识管理系统的研究是知识管理体系研究的近七倍，显然，知识管理系统并不

---

① 陈聪、于元元、胡元佳等：《基于区位商分析我国中药产业布局》，《中国中药杂志》2012 年第 3 期，第 549～551 页。

② Saad N. H. M.（Saad, Nor Hasliza Md），Alias R. A.（Alias, Rose Alinda），Rahman A. A.（Rahman, Azizah Abdul），"The Contextualist Approach of Understanding Knowledge Management System Initiatives in Higher Education: Case Studies of Malaysian Public Universities," *Proceedings of the 11th European Conference on Knowledge Management*, Vol. 1 and 2（2010）: 694 – 701. Salim J.（Salim, Juhana），Rashid N. R. M.（Rashid, Nurul Rafidza Muhamad），Yahya Y.（Yahya, Yazrina），Hamdan A. R.（Hamdan, Abdul Razak），Deraman A.（Deraman, Aziz），Othman M. S.（Othman, Mohd Shahizan），Amin H. M.（Amin, Hazilah Mohd），Aris A.（Aris, Akmal），"HiKMas: Cultural Behavioural and Ontology Based Approach towards a Holistic Knowledge Management System Design," *Innovation and Knowlesge Management in Twin Track Economies: Challenges & Solutions*, Vol. 1 – 3（2009）: 376 – 382.

等同于知识管理体系，其应是知识管理体系的一个构成部分。

（四）评述

由上述调查结果可知，已有的研究未能将中药产业发展与知识的协同创新进行关联，主要表现在以下几点。

1. 对中药产业的研究忽略了知识的视角

文献调查揭示，[①] 学者们对中药产业给予高度重视，尤其是对中药产业竞争力的分析和探讨，其是影响中药材质量及中医药发展的关键因素之一。但当前的研究成果基本专注于中药产业本身的描述，多体现在为中药产业发展提供某些具体策略上，并没有脱离单个的以中药产业为主体的组织自身边界。虽也有部分文章探讨了中药产学研的合作问题，但缺乏从知识的生成、利用和创新的视角来阐述，缺少将知识与中药业务相融合的思想，以及缺少对管理体系的建构。

2. 协同创新的研究集中于企业领域

当前有关协同创新的研究均集中于企业管理领域，其先进的理念和方法未能有效地应用到中药产业发展的研究和实施过程之中，虽然诸多地方充分意识到协同创新的巨大价值，但从其所开展的活动来看，在"协同"上就有很大的提升与拓展空间，"协同"的水平、层次、范围、内容等都有待进一步推动和强化。而在当前"协同"不足的情况下，"创新"也就很难得以真正实现。

3. 协同创新的本质是知识的运动过程

在对协同创新的理解上，不同的学者虽有不同的解释，但在本质上所体现的是对知识的分享、沟通和利用，是属于知识的运动过程。协同的对象是具体的业务知识，协同的主体即人所展现的也是个体所拥有的知识，协同的过程是知识的碰撞、摩擦、交互的过程，协同的结果是新知识的涌现和知识创新的形成。由此可见，协同创新所提供的是一种推动知识运动的机制以及促成知识演变、更新的工作方式和方法，在这当中，知识的运动才是核心要素，并自始至终贯穿协同创新的全过程。

但目前有关中药产业协同创新的研究及实践并未突出知识在其中的

[①] 曲洪建、拓中：《协同创新模式研究综述与展望》，《工业技术经济》2013 年第 7 期，第 132～141 页。

作用，并未基于知识来构建和运行中药产业协同创新活动，研究思维多为静态，是要素、管理方法的简单堆积，缺少集成化、体系化的联结。因此，迫切需要建立以知识为基础，以协同创新为模式的中药产业管理体系，促成拥有不同知识优势的药企、教学及科研机构组成中药产业知识网络，开展知识协同、推动知识重用、实现知识创新，让知识充分流动起来，发挥知识管理的效能，共同致力于中药产业发展。

四　基于知识的中药产业协同创新管理体系构成

基于知识的中药产业协同创新管理体系以知识为中心，以组织的中药业务活动为驱动力，以中药业务运行的组成要素（业务执行主体、业务、知识、客户或顾客、情境）分析为构建方法，由要素、知识网络、知识协同、知识重用和知识创新等体系组成，如图 1 所示。

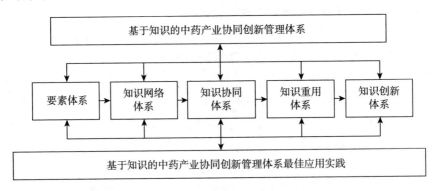

图 1　研究内容框架

这里的知识是指与中药产业发展相关的各组织在生产和服务等业务运行过程中产生的有意义的信息，既包括中药产业发展所形成的显性知识，也包括各组织员工所拥有的隐性知识，这些不同类型的知识需要在协同创新管理体系中实现共享利用，并形成知识的增值和创新。

要素体系涵盖要素的知识化，知识网络体系由要素知识的流动构成，知识协同体系则由要素知识的应用构成，而要素知识的再利用及要素知识的互构和交融分别构成知识重用体系和知识创新体系。表 1 从理据、着眼点、基于知识的协同创新管理体系的关键节点、管理的职责以及方法和途径上全面阐释了中药产业协同创新管理体系的构成。

表 1　基于知识的中药产业协同创新管理体系的构成

体系构成	理据	着眼点	基于知识的协同创新管理体系的关键节点	职责（管理的内容核心）	方法和途径
业务要素体系	分工理论、要素论	知识资源	知识点	各要素的知识化	知识化
业务知识网络体系	知识构建、复杂网络、关系资本等理论	知识结构	知识线、知识面、知识体	知识的流动	知识网络体系管理
业务知识协同体系	协同理论、知识溢出效应、集体学习效应	知识关联及应用	知识应用（知识升值、保值）	知识的应用	知识协同体系管理
业务知识重用体系	相似性理论、知识的复用性	知识增值	知识标准化与规范化	知识的再利用	知识重用体系管理
业务知识创新体系	创新理论、知识增值理论	知识创新	知识的创新应用和新知识	知识的互构和交融	知识创新体系管理

（一）要素体系

　　要素体系是知识的协同创新管理体系的基础框架，是确立知识的协同创新管理体系的支点，包括中药产业业务自身、协同创新的各类型行为主体和情境三大要素。如此划分要素的理由是，协同创新管理体系运行中的知识需求能为中药产业协同创新具体业务活动提供所需知识，并产生或影响知识交互和转移的知识体构成协同创新管理体系运行的要素或节点。这些要素或节点按照事物的客体、主体以及主客体所依赖的环境三大部分来确立，客体即为协同创新的具体业务活动，主体即为与协同创新业务活动相关联的人或团体，情境即为协同创新所处的内外部环境，它们共同构成协同创新运行的要素体系。

　　中药产业业务活动涵盖一切与中药有关的种植、生产、服务、管理、研发及创造行为。

　　行为主体是与中药产业相关联的各类型的人或团体，依据其与组织业务之间关系的紧密程度，可以分为执行主体、参与主体和关联主体三种。执行主体指的是中药产业相关组织及其人员；参与主体指的是与中药产业相联系的上游供应商、下游客户和顾客；关联主体指的是政府、媒介、金融组织、股东等对中药产业发展起着一定影响和制约作用的行为主体。

　　以组织为边界，可以将情境分为内部情境和外部情境。内部情境指业务活动的规则及其所形成的氛围，如制度、程序、方法、行事方式和组织业务运行所形成和积累的氛围或场域。外部情境指组织外部的社会结构、制度、文化等所构成的有形和无形的境域，如社会情境、科学技术情境、各种制度情境等。这些情境能够为知识生成、知识共享、知识重用等营造良好的条件、氛围和机会。组织也因此可以通过提升情境扩张性、保持特定情境的稳定性、创造共有情境、提倡情境领导等方法来促成知识的利用和创新。

（二）知识网络体系

　　知识网络是在中药产业业务的知识需求推动下，由业务要素知识的流动、互构所组成的满足业务知识获取的体系。业务要素知识构成知识网络的每一个节点，这些知识节点通过知识的沟通、互动而连成知识线，知识线借由知识的沟通和互动构成知识面，知识面在知识的进一步流动中组成知识体，如图2所示。

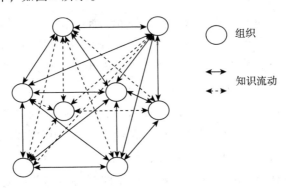

图2　业务知识网络体系模型

1. 业务知识点

　　明确支撑业务的知识单元，形成业务知识点。可从业务的知识需求出发，来确立知识点的设置，也可以组织现有部门单元为基点，以其为业务所能提供的知识服务为依据来设立业务知识点，即可从业务要素构成中的业务活动和行为主体两个方面来确立业务知识点。

2. 业务知识线

　　在确立了业务知识点后，由点连成线，即形成业务知识线。业务的知识需求是业务知识线的连接纽带，构成复杂的业务知识线网。

以单个业务知识点为观察视角来看，其与众多的业务知识点均有连线，但线的长度、厚度不一，体现了相互间在业务相关度上的强弱差异。

3. 业务知识面

若干个长度、厚度相似的业务知识线构成业务知识面，业务知识面是一种知识的区域化表现。在与业务相关度甚强的数个业务知识线组成的区域中，业务知识线的距离较短，彼此联系紧密，是影响业务运行的重要力量，也是形成组织业务知识情境的重要变量。

4. 业务知识体

各种不同的业务知识面基于知识进行组合，而形成业务知识体，并构成业务运营所依赖的知识情境。

业务知识体的立体化特征保证了组织业务运行的效率，满足了组织业务的多层次、多领域的知识需求，形成业务的知识网络体系。

业务知识体所形成的知识情境为业务运营提供了知识流动、共享和利用的氛围，这种氛围进一步促成知识对业务的支撑作用，从而产生对行为主体掌握知识、运用知识的促进作用及对组织学习和文化建设的提升作用。

组织各部门或各层次组织成为业务知识点，业务知识点之间的单双向联系形成业务知识线，其相互之间的关联构成业务知识面，组织内外部业务知识面共同构成业务知识体，即点、线、面、体的维度共同形成立体结构。

将各个要素或节点连成网络，可为协同创新提供知识获取、知识共享和交流、知识利用的空间及渠道，形成协同创新的知识网络体系。利用知识网络，可将知识网络中的所有组成成员都连接并聚合起来。对于中药产业来说，其成员包括集中药资源、中药材生产、产地加工与炮制及质量评价的参与协同创新的所有个体、团队及组织机构，它们共同构成互联互通的中药产业协同创新知识网络体系。知识网络体系构筑一种情境的力量，有利于组织从外部获取业务知识，并促进组织的学习和创新。

（三）知识协同体系

知识网络体系为协同创新中知识的互联互通创造了渠道和路径，而要真正使知识流动起来，使其在流动中实现碰撞、摩擦及由此形成知识增值，还要求拥有知识的主体进行知识的协同，以共同解决中药产业发展中的问题，这构成协同创新的知识协同体系。

知识协同是在协同理论、知识管理和人力资源管理等理论的指导下，以组织业务的知识创新为目标，以业务运行中的问题解决和知识处理为核心任务，以协同为开展工作的模式，由个人、团队、组织多个单元或维度的知识资源行为主体协同参与，形成共同的业务解决方案并产生知识创新效应的知识活动过程。

业务知识协同的实现需经由一系列动作才能完成，首先是业务信息沟通或协调，其次是业务知识共享，然后是业务任务协作，再次是业务知识协同，最后是对业务知识协同结果的响应行动，整个业务知识协同过程都需要相应的情境与之相互应，因此，业务知识协同体系由以下六个部分组成（如图3所示）。

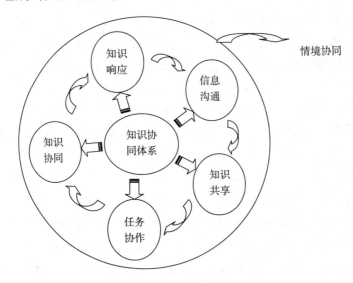

图3 业务知识协同体系模型

1. 业务信息沟通（协调）体系

业务信息沟通能够保证业务要素之间自由地实现信息的交换和互通。

2. 业务知识共享体系

业务知识共享是业务知识从个体向群体和组织转变的过程，是指知识拥有者与外部行为主体分享自己的业务知识。

3. 业务任务协作体系

业务任务协作体系是组织在众多业务要素之间形成的一种以具体的业务任务为纽带的体系。

4. 业务知识协同体系

在业务任务协作的过程中，必定产生知识的需求，组织在不能充分满足业务协作过程中的知识需求时，业务的知识缺口就会形成，从而使组织产生知识协同的需求，这里，知识缺口构成知识协同的诱因和推动力量。

为弥补知识缺口，组织将各业务要素的知识进行集合，开展知识协同活动，经过业务各要素相互之间的知识碰撞与摩擦，逐步达成解决问题的一致性知识。此时，各自的知识在业务的某个点或某些方面融合，实现业务问题的解决，或产生知识创新，新的知识或业务得以形成。

5. 业务知识响应体系

业务知识响应是对业务运营中的各种问题和状态做出的知识反应，是用知识对业务问题的回答和行动。

6. 情境协同体系

情境对知识协同有着促进和强化的作用，并深刻影响着知识协同的效率。组织面对的情境是多方面的，如沟通情境、文化情境、制度情境等，情境协同体系需要这些情境自身及其相互之间的协同，才能促进知识的协同和利用。

（四）知识重用体系

业务知识的重用是指业务运行过程中形成的各种知识，经过一系列的获取、表达、存储等处理方式，最终重复应用到组织当前及未来的业务活动中。

业务知识重用依赖于业务运营中已有的知识，因而首先需要建立起面向业务的知识体系，在业务知识体系的基础上，通过恰当方法的运用，进行知识表示和知识推理，形成知识重用的方法体系，二者共同构成组织的业务知识重用体系（如图4所示）。

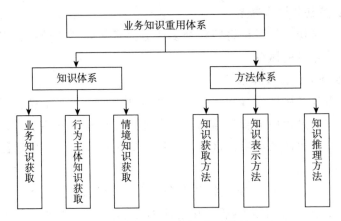

图4 业务知识重用体系模型

在知识网络和知识协同中所形成的知识在发挥初始作用后，并非价值全无，这些知识通过知识重用体系可进入下一个知识利用循环。

现实中，诸多的协同创新在建立起协同平台之后，没有将过往的协同成果予以充分吸收、整理、积累，进行知识的再利用，使协同所形成的新知识未能最大化发挥其价值，知识的再利用率较低，导致大量的知识被浪费。而且很多机构倾向于从外部购买新的知识，而对自身的知识不能有效地进行采集、积累和再利用。在我国企业领域，普遍存在此种现象——乐于花费不菲的价格从外部进口或购买先进的设备与技术等。中药材生产、研究及应用领域必须摒弃这种不好的惯性思维，利用我们自身在中药材领域独特的知识优势，对在协同过程中所形成的知识予以有效的累积和重用，实现中药知识价值最大化。

（五）知识创新体系

知识创新就是为实现组织业务的可持续发展，培育组织自身的创新意识，提高组织的知识创新能力而实施的具有基础性、综合性和战略性的活动，包括知识获取、知识利用、知识创造等内容。

同样，知识创新对情境也有极强的依赖性。现代组织的知识创新依靠的是集体的力量，需要以群体的知识情境和氛围为依托，使知识的共享和交流成为常态，如此知识的流动将更为通畅和快速，人们也将更为崇尚知识、乐于学习新知识，知识的创新便成为可能。

知识创新体系的构建也围绕业务的组成要素来展开，由业务知识创新基础设施及资源、业务知识创新主体及其互动和业务知识创新情境所构成（如图 5 所示）。

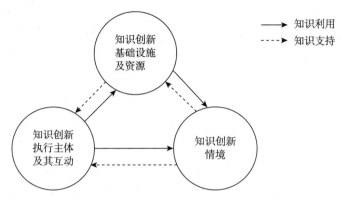

图 5　业务知识创新体系模型

1. 业务知识创新基础设施及资源

业务知识创新基础设施主要指国家或行业的一些大型科研设施、图书馆、数据库，以及相关的技术标准、知识网络等。

技术标准对于知识创新有着根本性和战略性的意义。各类型的数据库也为知识创新提供了极为重要的数据来源。而知识网络则为知识创新所依赖的知识互补、交叉、融合提供了路径和条件。

因此，这些业务知识创新资源需要组织拥有长远的战略眼光，进行长期的积累，才能得到巨大的知识增值效益。而知识资源、人才资源的不足已成为当前中药产业发展的瓶颈。

2. 业务知识创新执行主体及其互动

知识创新主体与知识创新基础设施及知识创新资源构成知识创新静态上的基础体系，而知识创新执行主体所进行的包括知识共享、协同、利用等知识互动则为知识创新搭建动态上的运行体系。

3. 业务知识创新情境

业务知识创新情境是组织的管理体制、规章制度、文化、知识等的总称。业务知识的获取、积累、存储、利用，业务知识网络体系、业务知识基础设施以及业务知识互动体系的构建和运行等方方面面都需要明确的制度保障。在管理体制上，组织需赋予业务知识创新主体充分的自由，需给予他们足够的业务执行空间。优良的知识文化表现为对知识的尊重、渴望、呵护的理念和行为，其能给组织带来良好的知识氛围和知识场，加速组织的知识创新。

创新是知识协同的最终目标。在利用知识网络、知识协同和知识重用过程中所累积和产生的知识的基础上，为满足中药产业业务创新的需要，应组织创建基于知识的创新体系，以知识创新促成中药产业的业务创新，以知识创新推动中药产业业务的可持续发展，并利用知识创新促成各协同单位自身的业绩增长。

中药产业业务的创新既是基于知识的网络渠道、协同方式和对知识的重复利用的最终目标，也是知识网络体系、知识协同体系和知识重用体系运行的必然结果。知识网络为知识创新提供了流动的渠道；知识协同为知识提供了碰撞和摩擦的机会，促成知识自身的优化以及与其他知识的融合，形成知识创新；知识重用为知识创新增添了所需的知识容量，并实现知识的价值增值。

五 基于知识的中药产业协同创新管理体系运行

在建立起由要素、知识网络、知识协同、知识重用和知识创新构成的中药产业协同创新管理体系之后，需要对体系的运行进行积极的开拓，以实现其在中药产业业务运营中的价值功能，满足中药产业业务的各种知识需求，真正实现基于知识的协同创新管理体系在实际业务运行中的作用，进一步推动中药产业协同创新的实施。

1. 要素体系

对于基于知识的中药产业协同创新管理体系来说，在要素这一环节，关键就是要有效地累积要素知识，增加要素的知识存量，为后续知识网络的构建、知识协同的实现以及知识的再利用打下坚实的基础，推动、提升要素的知识化水平。例如，应尽可能地挖掘中药产业协同创新业务的知识属性，并将这种知识属性进行放大、扩散和延伸，将其于协同创新活动的每个环节中展露。在中药产品制造和销售过程中，应赋予并强化整个活动过程的知识化，分析中药产品使用者的知识需求，探析中药产品中的知识元素，挖掘中药产品的知识功能，将这种知识功能凸显于产品的应用之中，迎合使用者潜在的知识化消费，在中药产品的生产制造环节，一并形成中药产品知识。在销售环节，应放大中药产品的知识特征，对中药产品知识进行拓展和延伸，给予使用者全面的中药知识辅助，同时采用知识化的销售手段，来唤醒隐藏于消费者心中的中药知识诉求。

2. 知识网络体系

需要夯实协同创新各业务要素的知识基础、提升中药产业协同创新各业务要素的开放度和关联度，对知识网络体系进行凝聚和加固，以使其更具紧密性、稳定性。

3. 知识协同体系

在各协同主体方面，需要优化和完善行为主体的现有认知结构，促使行为主体更好地吸收和理解新知识，进一步推动行为主体的学习能力，提升行为主体在中药知识协同中的主导地位，培育行为主体的协同合作意识和精神。在情境方面，需要确保协同过程拥有相似的情境及具安全性和包容性的情境文化，积极累积和采集与中药产业相关业务运行的情境及各方要素在平日里所处的情境，并将其做成情景予以保留，复制和移植到知识协同的过程之中。在知识方面，需要保证中药产业知识易被获取、易被理解，并积极促成中药知识的序化和显性化，为知识的交流、共享和利用提供便利。

4. 知识重用体系

对知识重用体系的管理需要完善中药知识库，为知识重用确立广泛的知识来源。

5. 知识创新体系

需要夯实中药产业协同主体的知识根基，完善中药产业知识协同网络，推动协同主体积极投入中药的知识协同、知识重用和知识创新之中，同时积极建设中药知识创新情境，为中药知识创新创造良好的环境和条件，激发创新的状态和活力。

六 基于知识的中药产业协同创新管理体系最佳应用实践

本文选取安徽道地中药材品质提升协同创新中心，来说明基于知识的中药产业协同创新管理体系最佳应用实践。

2013 年安徽省教育厅"教育振兴计划"正式立项[①]的安徽道地中药材品质提升协同创新中心由众多的与中药产业相关的组织所共建，具体

---

① 安徽道地中药产业协同创新中心，http://2011cx.ahtcm.edu.cn，最后访问日期：2016 年 3 月 7 日。

情况如下。

牵头单位：安徽中医药大学。

依托单位：新安医学教育部重点实验室、安徽省中医药科学院、中药饮片国家地方联合工程研究中心（安徽）等平台，以及国家中医临床研究基地、国家中药现代化科技产业（安徽）基地。

研发机构：中国中医科学院、中国科学院上海药物所、上海中药标准化研究中心、安徽省食品药品检验研究院等。

企业组织：安徽协和成药业饮片有限公司、安徽济人药业有限公司、安徽亚泰天然植物科技有限公司、霍山县长冲中药材开发有限公司、安徽省利民中药材有限责任公司、北京同仁堂安徽中药材有限公司等。

中心充分发挥上述与道地中药材相关的生产、研发、教学等组织和机构的各自知识优势，为道地中药种质与中药材规范化种植、中药材加工与炮制、中药材流通的各项业务建立起覆盖知识网络、知识协同、知识重用和知识创新的协同创新管理体系，使各协同单位的知识得到充分共享和利用，满足了各协同单位的知识需求，推动了中药产业知识在行业内的流动，促进了中药产业知识创新的形成，不仅使安徽道地中药材资源得到有效保护，避免优质中药材种质的退化，而且形成和转化了一批科技创新成果。到目前，各共建单位已合作完成省部级以上科研项目近10项，多项成果荣获中华中医药学会科学技术奖、中国中医科学院科学技术奖，并促进安徽省中药工业企业创新产品、创新服务，为推动中药产业成为安徽省的支柱产业发挥了积极的作用，也因此培育了一批优秀的高素质中药类人才，为本地区中药产业的持续创新发展提供了不竭的知识来源。

七 结语

中药产业涉及生产、加工、销售、研发等一系列工作，因其存在于不同类型的组织中，必然产生衔接等诸多问题，影响中药产业的发展，而人们通常提出的解决办法多是将视角放在供应链的建立和完善上，却忽视了支撑中药产业及其供应链的应是隐藏其中的各类知识，既包括以纸质或电子形式存在的显性知识，也包括隐藏在人们头脑中的隐性知识。建立基于知识的中药产业协同创新管理体系，就是打造支撑中药产业发展的知识链，推动中药知识的生产、利用、创新，让各类型、各状态的中药知识融入知识链的运转之中，发挥每一份知识的应有价值。

借此，应以中药产业业务知识为基点，建立起以业务知识为基础的知识网络、知识协同、知识重用和知识创新管理体系，从而为中药产业协同创新提供全新的基于知识的运行模式。这对于提高中药产业协同创新资源和资产管理的整体效益和效率，促进中药产业知识资产的创造、分享和应用具有积极的意义。

《中国卫生管理研究》稿约

《中国卫生管理研究》由南京大学卫生政策与管理研究中心主办，顾海教授主编，每年分春、秋两季号，由社会科学文献出版社出版。本集刊将秉承"理论与实践相结合，为卫生改革与发展服务"的办刊宗旨，将理论探讨和实证研究相结合，倡导科学、严谨、规范的研究方法，发表具有实践创新性和较高学术价值的原创性研究论文。

竭诚欢迎国内外从事卫生管理工作与研究的学者踊跃投稿。对所有来稿实行匿名评审制度，如决定刊用来稿，编辑部将在两个月内予以答复。两个月后未接到用稿通知者，可自行处理稿件，编辑部将不再另行通知，切勿一稿多投。

投稿体例要求

一、投稿须提交 word 格式电子文本。

二、本刊发表的文章包括原创性的理论、计量和经验研究文章，论文长度一般在 1 万 ~1.5 万字，要求必须是未发表的稿件。

1. 稿件的封面页应该包括以下信息：

（1）文章标题；（2）所有作者姓名（中英文）、单位（中英文）、电话号码和电子邮件，并指明通信作者及其通信地址；（3）感谢语（如有的话）。注意：稿件封面页的信息除文章标题外请不要在稿件正文中重复。

2. 稿件的第一页应提供以下信息：

（1）文章标题；（2）中文摘要（不超过 200 字）；（3）至少三个中文关键词；（4）文章的英文标题；（5）英文摘要。

3. 文章正文的标题、表格、图、等式以及脚注必须分别连续编号。

一级标题用一、二、三等编号，二级标题用（一）、（二）、（三）等，三级标题用1.、2.、3.等，四级标题（1）、（2）、（3）等。

4. 每张图必须达到出版质量，并排版在单独的一张纸上。行文中标明每张图的位置。

5. 参考文献请务必采用以下脚注格式：

脚注－编码制	作者应当在正文中用圈码序号（①②③……）标注文献的顺序，同一个编码下可以有不同种引用文献，文献之间用分号隔开。中国作者名按照"姓名"（中间没有空格）的顺序排列，外国作者中文译名按照"名·姓"（如卡尔·马克思）的顺序排列，外国作者原名按照"名姓"（中间有空格，如 Karl Marx）的顺序排列。同本书或同篇文章多个作者之间，中文作者名用顿号隔开，英文作者名间用逗号隔开。如果通篇文章或者同本书共同作者超过四个，则可用"等"（英文为 et al.）来缩写。
专著	许毅等：《清代外债史论》，中国财政经济出版社，1996，第96页。 刘少奇：《论共产党员的修养》（第2版修订本），人民出版社，1962，第76页。 Michael Pollan, *The Omnivore's Dilemma: A Natural History of Four Meals*, New York: Penguin, 2006, pp. 99－100.
文集	杜威·佛克马：《走向新世界主义》，载王宁、薛晓源编《全球化与后殖民批评》，中央编译出版社，1999，第247－266页。 John D. Kelly, "Seeing Red: Mao Fetishism, Pax Americana, and the Moral Economy of War," in *Anthropology and Global Counterinsurgency*, ed. John D. Kelly et al. Chicago: University of Chicago Press, 2010, p. 77.
杂志	楼继伟：《中国经济最大潜力在于改革》，《求是》2016年第1期，第24~26页。 Joshua I. Weinstein, "The Market in Plato's Republic," *Classical Philology*, 104 (2009): 440.
报纸文章	鲁佛民：《对边区司法工作的几点意见》，《解放日报》1941年11月6日，第3版。

三、来稿请写明作者姓名、性别、工作单位、职称、通信地址、邮编、来稿字数。稿件电子版请寄至编辑部电子邮箱。编辑部地址：南京汉口路22号南京大学逸夫管理科学馆，210093；电子邮箱：ghai1008@nju.edu.cn；编辑部电话：025－83686128；联系人：尤华、孙军。

Research on Chinese Health Management

2016 Vol. 1 , Issue 1

Table of Contents & Abstracts

Publication Statement

Abstract: Literature study, logical analysis and empirical analysis were adopted to understand the theories and core ideas of "New Normal" and "Supply Side Reform" and to shed strategic enlightenment on the future development of public hospitals. The research showed that "Supply Side Reform" under "New Normal" was supposed as a developing economy reform model of all-in-all enhancement of productivity and the logical starting point of the reform and innovation for all industries. There are ineffective supply and less effective supply in China's public hospitals. Combined with the reform practice of the affiliated drum tower hospital of Nanjing University medical school, the research suggests that, facing the important strategic opportunity period for future development, public hospitals must keep in step with current reform requirements, make self-orientation clear, do "Four Transforms", improve supply capacity from six aspects and also consider "Demand side", so as to promote the development of the hospital from the management system and mechanism, to lead the progress of Medicine, and to move towards to a healthy Chinese dream.

Key words: new normal; supply side reform; public hospitals; public hospitals reform

Integration Health Care Reform by Hierarchical Medical System to Implement the Aims of Grassroots Strengthening, Health Promotion and Sustainable Development
—A Report from Xiamen

Yang Shu-yu, Wang Hu-feng ╱ 16

Abstract: In recent years, the regions explored Hierarchical Medical System, announced policy measures and launched pilot work. Some provinces and cities formed some preliminary experiences and modes. According to the reform spirit, Xiamen city explored reform pathway for Hierarchical Medical System, which included the contents of "acute and chronic disease treatment separately, chronic disease treatment priority; the overall management for different grades facilities; three-type physicians co-management; flexible management, multi-win-win". Xia Men city used Hierarchical Medical System to integrate health reform and combine with the value "to strengthen grassroots, to construct mechanism, and to improve health". This practice effects were remarkable, and especially welcomed by the chronic disease patients and community staff. Xia Men city explored an appropriate template of Hierarchical Medical System, which reassured doubts and was worth promoting.

Key words: hierarchical medical system; health care reform; Xiamen

The Problem of Retirees' Contribution Exemption: Institutional Design, Incentive Mechanism and Sustainable Development of China's Health Insurance System

Gu Xin ╱ 39

Abstract: As enrollee, retirees are exempted from contribution to Urban Employee Healthcare Insurance (UEHI), which has been a basic rule of the game. Nevertheless, this rule has cast negative impacts upon functioning of the insurance, with regard to its expansion of coverage, financing equity, benefit sustainability and enrollment portability. The government reveals that the investigation on abolishing this rule will be placed on policy agenda, but this revelation has triggered popular dissent. A more practicable road for reform is not to get entangled with how retirees contribute but rather to abolish UEHI and to establish a quasi-NHS system. Only by doing this, China's basic healthcare insurance system may get rid of aging crisis once and for all, restructure its incentive structure, and achieve sustainable development.

Key words: contribution exemption; minimum contribution years; Urban Employee Healthcare Insurance; quasi-NHS

Construction of Assessment Indicator System and Effect Evaluation for Critical Illness Insurance Policy
—A Case Study of Jiangsu Province

Gu Hai, Zhu Xiao-wen, Qian Ying-qi / 63

Abstract: This paper constructs assessment indicator system for critical illness insurance policy, to analyze system target, operation process, implementation effect of policy in Taicang, Suzhou, Suqian, Sheyang of Jiangsu province. The analysis results show that the districts with the higher economic development have higher compensation ratio for residents, the districts with the lower economic development have higher family medical burden; in addition, the medical burden of rural families is higher than urban families. On this basis of analysis, this paper provides policy advices to perfect critical illness insurance policy.

Key words: critical illness insurance; assessment indicator system; effect evaluation

The Comparative Study of Mode about Commercial Insurance Companies Participated in the Medical Security System
—Based On Urban and Rural Residents Critical Illness Insurance

Song Bao-xiang, Sun Wen-ting / 84

Abstract: Although the goal of the universal health care in China has been realized primarily, but there is faced with a significant problem of medical insurance is that how to redeploy the various resources and exert each advantages to realize the aim of government regulation separating from management, to improve the usage efficiency of medical insurance fund. Based on PPP mode, introducing the market mechanism and encouraging the commercial insurance companies to take part in the medical security system become a feasible way. This paper takes the Urban and Rural Residents Critical Illness Insurance as an example, combining the practice of the different regions, to put forward two participation modes: insurance contract mode and entrusted management mode. Through the comparative analysis of the two modes, this paper raises the policy suggestions to provide reference for local government.

Key words: public-private partnerships (PPPs); medical security system; urban and rural residents critical illness insurance

Study on Free Policy for Use Of Essential Medicine at Primary Health Providers among Elderly Patients with Chronic Disease

Li Jia-jia, Xu Ling-zhong, Liu Wen-li, Ding Gan / 104

Abstract: Chronic disease is common in the elderly, primary health care institutions are important providers in preventing and controlling chronic disease which is a breakthrough point in building hierarchical medical system, and the reasonable reimbursement for essential medicine (EM) is an key lever in the choice of medical providers for elderly patients with chronic diseases (EPCD). Therefore, provide EM at Primary Health Providers (PHP) among EPCD has the vital practical significance and feasibility on political, economic and technology. Considering the unbalanced development of regional economy, firstly, the policy maker need to adjust measures to local conditions and step by step; secondly, improve the supporting measures to avoid the moral hazard and waste of resources; Thirdly, improve policy known degrees by regular training and propaganda.

Key words: essential medicine; chronic diseases; hierarchical medical system; primary health providers; reimbursement design

The Develop Trend, the Characteristic and the Revelation to China of Developed Countries' Biological Medicine industry

Zhang Tian-tian, Feng Zhi-pei / 118

Abstract: It shows many obvious advantages of The European and American developed countries'Biological Medicine industry in R&D/ production and marketing process. This study concluded its developing situations, characteristics and developing trends. The Biological Medicine companies focus on products Research and development, clustering development and global production and marketing. The Biological Medicine industry in developed countries is more concentrate on R&D and marketing process, which on the ends of Smiling Curve in enterprise value chain. Most the advantages can be the revelation to Chinese Biological Medicine industry development, which can be summarized as having policy guidance, Enhance Innovation Capabilities and Promoting industrial upgrade.

Key words: biological medicine industry; industrial upgrading; the pharmaceutical industry economy

The Analysis on Problems and Countermeasures of Medical Service Price Adjustment of Public Hospital in Our Country

Liu Jian, Cao hong-mei / 130

Abstract: This paper analyzes on the problems in the process of public hospital medical service price adjustment under the basis of combing on medical service price adjustment process in our country. And focus on the analysis on the experience and lessons in new medical service price reform program of the public hospital in some provinces and cities in China. Finally provides the measures to push forward the reform of medical service prices.

Key words: public hospital ; medical service price; price structure ; dynamic adjustment mechanism

The Mechanism and Implementation Strategies of the Medical Insurance Payment Standard for Drug Price Regulation

Wei Chen / 145

Abstract: Since the party's the third Plenary Session of the 18th CPC Central Committee, establishing a drug price formation mechanism driven by market gradually has become the consensus of the whole society, and medical insurance payment standard of the drug has officially entered the government's policy agenda. This paper defines the connotation of medical insurance payment standard at the beginning, and then makes a deep analysis of the current situation in drug price regulation and the mechanism of the medical insurance payment standard. Combining with the analysis of the realistic environment, the author puts forward some implementation strategies, such as establishing the communication of multi-sectoral coordination linkage mechanism, standard according to the trade name to get started, and according to the common name for the direction, gathering information comprehensively such as quantity and price, etc.

Key words: medical insurance payment standard; drug price; tender purchase

Implementation Science: A Rising Discipline Worth Utmost Attention of Health Management Researchers

Dai Xiao-chen, Chen Ying-ying, Huang Yi-xiang ∕ 159

Abstract: Scientists and practitioners working in health and health-related fields develop new technologies and generate new knowledge to improve people's health everyday. However, few of the new technologies and little of the new knowledge have been practically translated into real benefits to people in need. Even for the few that are translated into real benefits, the benefits are way below expectation. Aiming at bridging the "know-do" gap and translating the new knowledge and technology more effectively from "bench to bedside", implementation science, as a rising field, has currently drawn much attention. This article introduces implementation science and focuses on the eight most commonly used research methods in implementation science, namely, surveillance, impact evaluation, economic evaluation, quality improvement, operational research, dissemination research, stakeholder and policy analysis and social marketing.

Key words: implementation science; health policy; methodology

Research on Collaborative Innovation Management System of Traditional Chinese Medicine Industry Based on Knowledge

Zhang Jing, Ye Liu-qi ∕ 175

Abstract: Aiming at the status and problems of the development of Chinese medicine industry, establishing management system of traditional Chinese medicine business on the basis of knowledge, with knowledge network, knowledge collaboration, knowledge reuse and knowledge innovation, providing new operation mode for the herbal industry collaborative innovation based on knowledge. This has a positive significance for the realization of collaborative innovation management system in the business operation of the traditional Chinese medicine industry value function, meeting the needs of various knowledge of traditional Chinese medicine industry business, truly realizing the collaborative innovation management system in the actual business operation role based on knowledge, promoting Chinese medicine industry further optimization and development of business innovation.

Key words: Chinese medicine industry; collaborative innovation

Call for Papers   / 194

图书在版编目（CIP）数据

中国卫生管理研究. 2016 年. 第 1 期：总第 1 期／顾
海主编. —— 北京：社会科学文献出版社，2016.7
ISBN 978 - 7 - 5097 - 9307 - 7

Ⅰ.①中…　Ⅱ.①顾…　Ⅲ.①卫生管理 - 研究 - 中国
Ⅳ.①R199.2

中国版本图书馆 CIP 数据核字（2016）第 125058 号

中国卫生管理研究　2016 年第 1 期　总第 1 期

主　　编／顾　海

出 版 人／谢寿光
项目统筹／佟英磊
责任编辑／佟英磊

出　　版／社会科学文献出版社·社会学编辑部(010)59367159
　　　　　　地址：北京市北三环中路甲 29 号院华龙大厦　邮编：100029
　　　　　　网址：www. ssap. com. cn
发　　行／市场营销中心（010）59367081　59367018
印　　装／三河市东方印刷有限公司

规　　格／开　本：787mm × 1092mm　1/16
　　　　　　印　张：13.25　字　数：215 千字
版　　次／2016 年 7 月第 1 版　2016 年 7 月第 1 次印刷
书　　号／ISBN 978 - 7 - 5097 - 9307 - 7
定　　价／58.00 元

本书如有印装质量问题，请与读者服务中心（010 - 59367028）联系